眼表疾病临床系列

Allergic Conjunctivitis

过敏性结膜炎

主编 晏晓明 孙旭光

编者（按照姓氏拼音排序）

北京大学第一医院眼科

李海丽 荣蓓 汤韵 吴元 晏晓明

北京同仁眼科中心 北京市眼科研究所

孙旭光

人民卫生出版社

图书在版编目（CIP）数据

过敏性结膜炎 / 晏晓明，孙旭光主编 . —北京：人民卫生出版社，2017

（眼表疾病临床系列）

ISBN 978-7-117-25454-0

Ⅰ.①过… Ⅱ.①晏…②孙… Ⅲ.①结膜炎 – 诊疗

Ⅳ.①R777.31

中国版本图书馆 CIP 数据核字（2017）第 270038 号

人卫智网	www.ipmph.com	医学教育、学术、考试、健康，购书智慧智能综合服务平台
人卫官网	www.pmph.com	人卫官方资讯发布平台

过敏性结膜炎（眼表疾病临床系列）

主　　编：晏晓明　孙旭光
出版发行：人民卫生出版社（中继线 010-59780011）
地　　址：北京市朝阳区潘家园南里 19 号
邮　　编：100021
E - mail：pmph @ pmph.com
购书热线：010-59787592　010-59787584　010-65264830
印　　刷：北京盛通印刷股份有限公司
经　　销：新华书店
开　　本：710×1000　1/16　印张：12
字　　数：149 千字
版　　次：2018 年 1 月第 1 版　2018 年 11 月第 1 版第 2 次印刷
标准书号：ISBN 978-7-117-25454-0/R · 25455
定　　价：99.00 元

打击盗版举报电话：010-59787491　E-mail：WQ @ pmph.com
（凡属印装质量问题请与本社市场营销中心联系退换）

主编简介

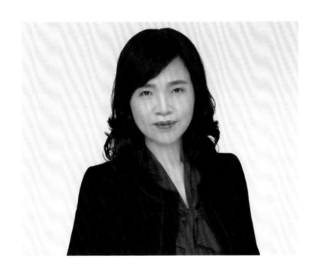

晏晓明,二级教授、博士研究生导师,现任北京大学第一医院眼科中心主任、北京大学眼科中心副主任、北京大学眼科学系副主任、北京医学奖励基金会角膜病医学专家委员会副主任委员、北京医学会眼科学专业委员会常委、中国医师协会眼科分会角膜病学组委员、中国女医师协会眼科专家委员会委员、亚洲干眼协会委员等。从事眼科临床、教学及科研工作30余年,尤其专注于眼表泪液疾病及角膜疾病的临床与基础研究,在国内外医学杂志上发表论文百余篇。主持国家自然基金、北京市自然基金及教育部博士点基金等多项科研项目,为《眼科学》《现代眼科手册》和《睑缘炎与睑板腺功能障碍》副主编,并参编多部眼科学教材。

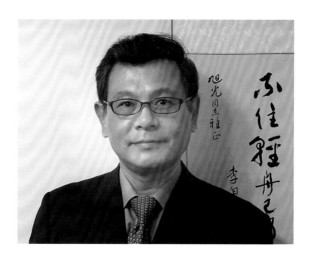

　　孙旭光,山东省莱阳市人,北京同仁眼科中心、北京市眼科研究所基础部主任、眼科微生物室主任、研究员、博士生导师。主要从事角膜病及感染性眼病的临床与基础研究工作。现任中华眼科分会专家会员、亚洲干眼协会理事,发表专业文章百余篇,主编专著5部。

眼表疾病临床系列

总　　序

眼表疾病临床系列陆续与广大眼科医生见面了,这套系列图书秉承着内容实用、图文并茂、读者为先以及装潢"复古"的系列风格,相信读者会喜欢,也望同行一如既往的给予批评指正。

眼表疾病临床系列的立项得益于人民卫生出版社刘红霞主任的建议,以及文史类丛书《大家小书》介绍的启发。2014 年,刘红霞主任提出编著以单病种(类)为重点的眼科系列,并希望能从眼表疾病开始。恰好当时我正在读《大家小书》丛书的介绍,其中"写给大家看的小书"这句话给了我很大启发,编写一套每本专著集中一种疾病、实用性强的眼表疾病系列,将会满足广大眼科医生的需求。

经过讨论及选题,我们明确了编写原则或称为风格:

1. **内容实用**　内容以单病种(类)为重点,使广大医生读后即可用得上,成为编著的第一原则。为此,从内容设计上,除了诊断与治疗方案均强调实用之外,还增加了每章节的要点总结以及典型病例,以供医生更易掌握与借鉴。

2. **图文并茂**　强调高质量的图才能起到"一图值千字"的作用,每本书的图片都在 200 幅以上。并且在每本专著编印之前,主编与工程师一同对每幅图片进行了认真编排与裁剪。

3. **读者为先**　对专著目录进行反复推敲,更多地从读者角度设计内容,明确每章节给读者"输送"的信息内容;将基础与临床的内容分篇撰写,书中不做大段的相关机制介绍,以临床应用为主,内容最大限度地结合疾病;为了便于读者查找,所有专著均增加索引词等。总之,处处考虑读者的需求是本系列最重要的特点。

4. **专业团队** 本系列的每一分册,都由相关领域优秀的专业医生参与编写,每本书都与人卫社的眼科编辑团队多次开会讨论,理论、图片到表述,都力求专业。

5. **装帧"复古"** 读者可能会被系列专著的封面设计风格所吸引,简约、专业和艺术感是我们封面设计的初衷,这种所谓"复古",实际上是借鉴了人民卫生出版社 20 世纪五十、六十年代出版眼科专著的封面设计的惯用风格,所以可以称为继承。另外,为了便于随身携带,开本统一设计为小 16 开。

本系列已出版及正在编写中的书目如下,期待更多的眼科同道参与其中。

书名	主编		
1. 睑缘炎与睑板腺功能障碍	孙旭光		
2. 细菌性角膜炎	孙旭光		
3. 过敏性结膜炎	晏晓明	孙旭光	
4. 病毒性角结膜炎	孙旭光	李 莹	张美芬
5. 巩膜炎	孙旭光	彭晓燕	
6. 角膜营养不良与变性	孙旭光	李 杨	
7. 角膜上皮细胞功能障碍	袁 进	孙旭光	
8. 干眼临床诊断与治疗	梁庆丰	孙旭光	
9. 免疫性角膜结膜病图解	孙旭光	晏晓明	李明武
10. 眼部化妆美容与眼病(专业科普)	龚 岚		
11. 蠕形螨睑缘炎　　　(大众科普)	梁凌毅	孙旭光	

孙旭光

2017 年 12 月　于北京

前言

　　过敏性疾病是全球第五大慢性疾病,随着生活环境和生活方式的变化,过敏性疾病发病率在世界范围内均呈现逐年增高的趋势,已成为医学界与大众关注的健康问题。据估计全球约三分之一的人群患过敏性疾病,其中,约40%~60%存在眼部病症(包括过敏性结膜炎、角膜炎、眼睑炎等)。如果未得到及时的诊断与合理的治疗,过敏性结膜炎会明显影响病人的生活、学习与工作质量,严重者可发生角膜病变,从而影响视功能。另外,全球用于诊治过敏性疾病的相关费用,包括药物、咨询及病假等,每年超过数百亿美元,带来了严重的经济负担。

　　虽然过敏性结膜炎属于眼科常见病,但是,迄今为止国内尚缺乏有关过敏性结膜炎诊断与治疗的专著,而且广大眼科医生需要进一步提高对此病的重视程度。因此,本著作者在参考国内外相关研究成果的基础上,结合自己的临床经验,编写完成此著,旨在为读者提供一本实用性较强的参考书。

　　本书共分为三篇、十章,内容包括结膜基础知识、过敏性结膜炎总论及各论。基础篇简明扼要地阐述了结膜解剖、组织学、结膜炎症与免疫反应等,以帮助读者更好地理解过敏性结膜炎的病理过程。另外,作者还通过在书中添加二维码的方式,使读者能够更直观地了解结膜印记细胞学检查和结膜刮片检查方法。

总论部分涵盖了过敏性结膜炎的流行病学、分类、影响因素、病因、临床表现、诊断标准，并提供了疾病的程度分级，以及根据程度分级所推荐的相应治疗原则。各论部分详细论述了各型过敏性结膜炎的临床特征、诊断与鉴别诊断，以及治疗方案，其中首次对接触性过敏性结膜炎进行了系统阐述。

本书图文并茂，附有疾病相关的典型图片近90幅，以及各型过敏性结膜炎的典型病例，更有助于眼科医生具体掌握疾病的诊治方法。

在本书出版之际，首先要感谢本书主编之一孙旭光教授，他为本书手绘的线条图，让我十分震撼和感动；同时感谢本书所有著者在编写过程中付出的辛勤汗水；感谢北京市眼科研究所孙旭光教授团队，为本书提供过敏性结膜炎相关的统计资料及部分图片，感谢北京市眼科研究所张阳和宋文秀，为本书提供结膜刮片与结膜印记细胞学检查操作方法的录像；感谢北京大学第一医院皮肤科李航教授、西安交通大学吴洁教授和北京协和医院皮肤科曾跃平博士，为本书提供了部分特应性角结膜炎图片，最后衷心感谢患者对诊治的积极配合。

由于著者学识所限，书中难免有不当之处，期望广大同道予以批评指正。

晏晓明

2017 年 7 月　于北京

目录

第三篇　过敏性结膜炎各论

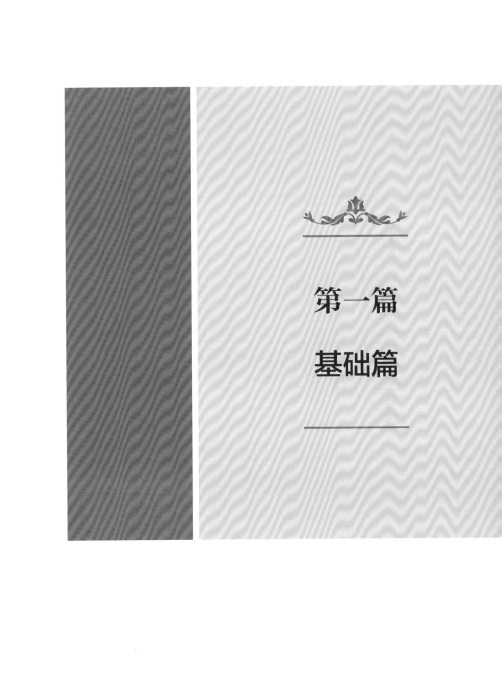

第一篇

基础篇

第一章　结膜解剖与组织学

结膜是一层富含血管的黏膜组织,覆盖于除角膜以外的眼表面。结膜上皮细胞分泌的黏蛋白,对保持泪膜稳定性和角膜透明性,以及维持眼表正常防御屏障功能均有重要作用。结膜上皮细胞膜具有微绒毛,可以黏着与吞噬在其表面的微生物及异物颗粒,另外,结膜组织内具有众多的活性酶及免疫活性细胞,可合成免疫球蛋白(如分泌型 IgA),并将其释放到眼表,这些活性成分既具有抗感染功能,也可介导炎症反应的发生。

第一节　结膜解剖学

一、结膜的分区

结膜可分为睑结膜、球结膜和穹隆结膜三个部分。

1. 睑结膜　睑结膜又可分为三部分:

(1) 缘区结膜:为皮肤黏膜的过渡区域,位于睑板腺开口的后方,是睑缘皮肤角化的复层鳞状上皮层向结膜非角化的复层鳞状上皮间移行的区域;

(2) 睑板部结膜:睑板部结膜覆盖整个睑板腺区域,并与其下的睑板组织紧密连接。由于此部分结膜的血管较为丰富,故正常情况下即呈粉红或淡红色。在裂隙灯下,在透明的结膜下,可见淡黄色条状或线状纹睑板腺腺体,呈垂直于睑缘的方向排列,并多数为相互平行。由于睑板部结膜被细小的网状浅沟划分成众多稍为隆起的浅丘状结构(犹如细小的皮革纹理),因此当结膜发生炎症时,这些浅丘状结构会发展为结膜乳头。

(3) 眶部结膜:为睑板部结膜向穹窿结膜延伸的部分,眶部结膜较薄,而且较为松弛,随眼睑的瞬目运动,会出现横向结膜折叠。

2. 穹窿结膜 穹窿结膜是睑结膜和球结膜之间的移行区,分为上穹隆结膜、下穹隆结膜和颞侧穹窿结膜。人类的鼻侧穹窿基本消失,并被泪阜和半月皱襞(即退化的第三眼睑)所取代。三个穹隆距角膜缘的距离分别为:

(1) 上方穹窿位置较深,上方深达眶缘区,距角膜上缘约 8~10mm;

(2) 下穹隆位置较浅,距角膜下缘约 8mm;

(3) 颞侧穹隆距角膜缘约 14mm;

穹窿结膜相对于其他区域的结膜较厚,与其下的组织连接非常松弛,这有利于眼球的运动。结膜与其下面的筋膜组织之间存在间隙,其中含有丰富的血管组织,由于此间隙与眼眶内脂肪组织间隙相连续,因此,临床上当患者眼眶内出血较多时,血液有可能沿此间隙扩散到结膜下,严重的外伤性出血时,血液还可能沿球结膜下扩散到角膜组织中。

3. 球结膜 球结膜覆盖在眼球的前表面(除角膜外),由于薄且透明,正常情况下可透见其下面的血管和白色巩膜。球结膜与其下面的组织附着十分松弛,易被推动。

球结膜又可进一步分为两个部分:

（1）巩膜部：由穹窿结膜向角膜缘部延伸的部分。由于该部分结膜下的结缔组织与 Tenon 囊连接疏松，因此活动性较大；

（2）角膜缘部：为与角膜缘相邻的约 3mm 宽的区域。在距角膜缘约 3mm 处，结膜、巩膜和 Tenon 囊开始融合，此处结膜难以推动。在接近角膜缘时，结膜下固有层消失，结膜上皮细胞逐渐过渡为角膜上皮细胞。

二、结膜腺体

根据分泌物的性质，结膜腺体可分为浆液性腺体和黏液性腺体两种。

1. 结膜浆液腺　包括 Krause 腺和 Wolfring 腺。

（1）Krause 腺：腺体位于穹窿深部的结膜组织内。上穹窿约有腺体 40 个，下穹窿有 6~8 个。在组织学上 Krause 腺与眶部泪腺的结构相同；

（2）Wolfring 腺：上睑约有 2~5 个 Wolfring 腺，位于上睑板的上边缘区结膜组织内；下睑有 2 个腺体，位于下睑板的下缘区。腺体的外分泌导管内壁衬有与结膜上皮相同的立方形基底细胞。

2. 结膜黏液腺　泪液中的黏蛋白主要是由位于结膜上皮层的杯状细胞所分泌。一定数量的杯状细胞聚集在一起，可形成腺样结构，在人类结膜中，这种腺体结构称为 Henle 腺，在动物结膜中，称为 Manz 腺。

（1）Henle 腺，位于上睑板的上缘区，由结膜杯状细胞组成，被覆有上皮；

（2）Manz 腺，位于角膜缘区。

第二节　结膜组织学与细胞学

一、结膜组织学

1. 结膜组织构成　结膜主要由结膜上皮细胞层、基底膜和固有层组成。

（1）上皮细胞层：结膜上皮层由单层基底细胞、数层中间细胞和各种形态的表层细胞组成，不同部位的结膜上皮细胞的层数有所不同（2层至8~10层细胞）。

在上皮细胞层内，除结膜上皮细胞以外，还存在有黑素细胞及免疫活性细胞（如朗格汉斯细胞（Langerhans cell）。不同部位的结膜上皮细胞，其组织形态学不同：

1）睑缘部的上皮细胞，细胞呈扁平状，为皮肤表层角化的复层鳞状上皮与结膜非角化复层鳞状上皮的移行区。

2）睑结膜和球结膜的上皮细胞，浅层为层数不等的柱状细胞组成的复层上皮细胞，这两处的上皮细胞逐渐过渡形成穹窿部上皮细胞。

3）穹窿部上皮为复层柱状上皮细胞。

4）角膜缘处的上皮为结膜上皮细胞与角膜上皮细胞间的移行区，浅层为复层扁平细胞。

（2）基底膜：为上皮细胞与结膜固有层之间的一层线状膜结构（在角膜缘为波浪状），由基底细胞合成。其结构上可分为两层：

1）透明层，位于上皮细胞下，为电子致密度低的薄层，厚约24μm。

2）致密层，位于透明层下方，结膜固有层上方，为电子致密度高的薄层，厚约 47μm。

基底膜主要由蛋白、蛋白多糖及胶原组成。基底膜具有支持上皮细胞的作用，在多种自身免疫性疾病中，它也是主要自身抗原所在部位。

（3）结膜固有层：结膜固有层主要为结缔组织，组织内含有淋巴、血管和神经。结膜固有层进一步可分为富含淋巴组织的浅层和含有成纤维细胞的深层。

2. 结膜的血管、淋巴与神经支配

（1）结膜血管

1）动脉：结膜的动脉来自眼睑动脉和睫状前动脉。

A. 眼睑动脉：动脉形成两个动脉弓：

睑缘动脉弓，位于睑缘附近，其又分为两个分支，一支向睑缘结膜行走，另一支向睑板部结膜行走；

睑板周围动脉弓，位于睑板周围及睑板下，又分为两支。下行支滋养上三分之二睑板部结膜，并同睫状动脉弓一起形成睑板后血管丛；上行支供给穹隆结膜和球结膜，形成结膜后动脉，后者参与组成角膜缘血管网。

B. 睫状前动脉：供给球结膜和角膜缘。在距角膜缘 2mm 处形成结膜前动脉，结膜前动脉的最前支形成角膜缘周围血管网。

2）静脉：结膜静脉数量比动脉多，并形成两个静脉血管丛：

A. 睑结膜静脉丛：自睑板后静脉丛向眼睑静脉回流，并由此回流至眼上静脉和眼下静脉；

B. 睫状静脉丛：回流至眼外肌静脉。

3）毛细血管：结膜的毛细血管壁可为连续的，或存在孔隙的，并且受交感神经和副交感神经支配。

（2）淋巴：虽然眼内无淋巴管，但结膜组织却富含淋巴管，主要由分布于深层较大的淋巴管网和浅层上皮下淋巴管网组成。外侧的淋巴管汇入耳前淋巴结和腮腺淋巴结,内侧部汇入颌下淋巴结。

（3）神经支配

1）感觉神经:感觉神经来源于三叉神经的 Willis 眼支,又分为数个分支:

A. 泪腺神经支,支配外三分之一睑结膜和外二分之一球结膜;

B. 鼻神经支,支配中三分之一睑结膜和中间一半的球结膜;

C. 正中神经支,支配中部上睑结膜;

D. 睫状前神经,形成角膜丛,支配角膜缘部结膜;

E. 眶下神经,为颌上神经的分支,支配下睑中三分之一。

2）交感神经:交感神经为无髓鞘神经纤维,主要分布在血管周围。

3）副交感神经:副交感神经也是无髓鞘神经纤维,来源于面神经,神经末梢位于血管周围(尤其是角膜缘)。

二、结膜细胞学

1. 结膜的细胞类型与形态

（1）表层细胞:是结膜最表层细胞,与泪膜直接接触。表层细胞有多种不同的形态,靠近角膜缘区为扁平细胞、睑板部为立方形细胞、穹隆部为柱形细胞。超微结构的观察可将结膜上皮细胞分为五类:

Ⅰ型细胞:即杯状细胞,在泪阜和半月皱襞处含量最多,并在靠近 Krause 腺附近区和上穹隆部形成上皮内的微小黏液性腺体,主要分泌黏液,也被称为"第一黏液分泌系统",其分泌活动受神经支配。

Ⅱ型细胞:细胞内主要细胞器为粗面内质网和高尔基体,其分泌物以囊泡或颗粒的形式储存,此型细胞内高尔基体所产生的囊泡,具有耐高渗的能力。Ⅱ型细胞与Ⅲ型细胞一同组成眼表"第二黏液分泌系统"。

Ⅲ型细胞:细胞含有较大的高尔基体,也参与黏液的合成分泌。

Ⅳ型细胞:细胞含有一个高尔基复合体和一个明显的粗面内质网,参与泪膜中的抗体及酶等的分泌。

Ⅴ型细胞:细胞含有大量的线粒体,主要排列在细胞顶端,参与耗能的生物过程,如蛋白的合成,细胞运动及局部药物的主动转运[1]。

(2) 中间层细胞:中间层细胞仅出现在结膜上皮最厚的区域(尤其是角膜缘和穹隆部)。细胞间通过桥粒进行连接,并与胞质的角蛋白丝连接。其胞浆内含有约 10μm 成束的中间丝,其直径小于基底细胞的中间丝。

同基底细胞一样,中间层细胞的细胞器位于细胞核周围基质内和细胞质膜附近,主要包括线粒体、粗面内质网、核糖体,偶见高尔基复合体。在泪阜部的中间层细胞中,存在约 15% 的亮细胞,该细胞几乎不含细胞质,没有中间丝,但富含核糖体。

(3) 基底细胞:基底细胞为立方形细胞,通过基底膜与固有层分开。基底细胞与基底膜之间通过半桥粒和连接复合体连接。细胞膜侧壁延伸至细胞间空隙,并且相邻的细胞通过桥粒相互连接。

基底细胞的胞浆中含有成束交叉的角蛋白丝,以及相应的角蛋白纤维,后者通过细胞质内桥粒和半桥粒汇聚形成致密斑。细胞的线粒体和粗面内质网主要位于细胞核周围细胞质内。

2. 细胞膜结构与角蛋白

(1) 细胞膜结构

1) 细胞顶端膜:表层细胞顶端膜有微绒毛,直径约为 0.5μm,高约 0.5~1μm,直接与泪膜接触,其上覆以蛋白多糖(黏蛋白)。在某些部位,微绒毛形成微皱襞。扫描电镜观察显示六角形结膜细胞可分为亮细胞、中等亮度细胞和暗细胞,亮细胞几乎没有大的微绒毛,而暗细胞和中等亮度细胞具有大量密集的微绒毛。杯状细胞的顶端膜类似一个"隐窝",在分泌周期的不同阶段,隐窝可为空泡状,或充满黏液柱。

2）细胞侧膜:所有靠近细胞顶端区的细胞侧膜均由紧密连接结构将其相互连接,使整个上皮细胞层形成一个整体,既确保上皮层完整性,也形成了细胞层的屏障功能。在所有细胞侧膜的中间区,均由桥粒相互连接,细胞内的角蛋白的纤维丝在此部位汇聚。

（2）角蛋白:上皮细胞胞浆内含有中间丝,中间丝是一种结构蛋白,称为细胞角蛋白（cytokeratin,CK）。细胞角蛋白由于分子结构不同,其分子量也存在差异,利用特异抗体可以检测出不同的细胞角蛋白。

结膜细胞主要角蛋白

CK1,2,10	所有细胞 ++
CK3	表层细胞 ++
CK5	基底细胞 +++,中间层细胞 ++
CK10,14-18	所有细胞 +++
CK1-8 和 K5,10,11	所有细胞 +++
CK8,18,19	所有细胞 +++

+++:强表达;++:中等表达;+:弱表达

CK:细胞角蛋白

K:角蛋白

第三节　泪液的组成与功能

一、泪液分泌与排出

正常人单眼的泪液含量为 7~9μl,基础分泌率为 1~2μl/min。泪膜的稳定性主要取决于以下三方面的因素：泪液分泌量、泪液在眼表的涂布及泪液的清除速率。泪液的清除主要通过鼻泪管排出、眼表蒸发，少量由结膜吸收。利用荧光光度测定法测得泪液的流速为 $0.9\sim1.2\mu l/min$。泪膜涂布后，经过一定时间发生破裂，并随每次瞬目重新涂布[2]。

中枢神经系统（通过交感和副交感神经控制）及周围神经系统（接受对神经末梢的刺激）均参与泪膜分泌的调节。

二、泪膜组成

正常泪膜的厚度约为 $7\mu m$，由三层构成：脂质层、水液层和黏蛋白层，实际上三层结构是交织在一起的。脂质层分为两层，上层为非极性脂质层，下层为极性脂质层，后者与水液层相结合；黏蛋白层与其下方的结膜和角膜上皮细胞膜的微绒毛紧密黏附，在靠近上皮细胞处浓度最高，在水液层中逐渐稀释。

1. 脂质层　脂质层的成分主要由睑板腺分泌产生，在一天中其厚度不断变化，醒来时达到最大值。脂质层主要为甘油三酯、游离脂肪酸、腊脂及胆固醇脂，其各种成分的比例存在明显的个体差异。脂质层能够防止水液层的蒸发，保证泪膜在眼表的附着，并阻止皮肤的脂质渗透入泪膜，破坏其稳定性[3]。

睑板腺睑酯的分泌与以下几个因素相关：

（1）机械性因素（瞬目反射）；

（2）神经性因素（三叉神经）；

（3）激素性因素（雄激素的作用）；

（4）物理性因素（液体表面张力的反馈性调节）。

2. 水液层　水液层的厚度约为 $6\sim7\mu m$，98% 为水，其中含有水溶性气体、电解质、激素、有机物、蛋白(5~8g/L)，以及有活性和无活性的脱落细胞。在正常情况下，泪液中99%的蛋白由主泪腺合成分泌。

水液层的基础分泌主要依赖于 Krause 和 Wolfring 腺，而反射性分泌主要依赖于主泪腺。泪液的 pH 值主要波动在 7.14~7.82 间，渗透压为 305mOsm/ml。

泪液主要通过其中大量的溶菌酶[4]、β- 溶菌素、乳铁蛋白及抗体 IgA 和 IgG 等，对微生物起重要的防御作用，其中，分泌型 IgA 由泪腺外层的浆细胞分泌，可在黏蛋白层中检测到，是防御病毒和细菌感染的主要成分。血清蛋白主要经血管间隙滤出到泪液中，在没有炎症的情况下，占泪液中蛋白总量的 1%，包括白蛋白、触珠蛋白、IgG、IgA、IgM、IgE、α2- 巨球蛋白、补体、乳铁蛋白、α1- 抗胰蛋白及 β2- 微球蛋白。

3. 黏蛋白层　黏蛋白层是泪膜的最内层，附着于其下的上皮细胞膜表面，厚度随眼表的部位发生变化，在角膜面为 0.8μm，结膜面为 1.4μm，主要由胶样的黏蛋白组成[5]。部分黏蛋白溶解于水液层中，使水液层可以与疏水性的结膜和角膜上皮表面结合。正常人每日单眼的结膜杯状细胞产生 2~3μl 的黏蛋白，只占泪液量的千分之一。

黏蛋白是高分子量的糖蛋白(2000~4000kDa)，亚单位为 $0.5~2 \times 10^6$Da，当其浓缩至 0.5%~1% 时形成凝胶。黏蛋白为多聚体，其单体通过二硫键连接。每个单体由中央为富含丝氨酸和苏氨酸的肽骨架构成，大量多糖侧链结合于该骨架的 O- 糖苷(αGal-Nac-Ser/Thr)上，占黏蛋白重量的 80% 以上。有些杯状细胞还合成参与维持泪膜稳定性的透明质酸[6]。

(1) 黏蛋白分型：眼表黏蛋白分为两型：分泌型黏蛋白和跨膜黏蛋白。在正常情况下，黏蛋白由眼部三类细胞分泌：

1) 结膜杯状细胞和 Henle 腺；

2）结膜上皮细胞,其分泌的糖蛋白参与多糖-蛋白质复合物的形成;

3）主泪腺和副泪腺分泌少量的黏蛋白。

（2）黏蛋白层的主要功能包括:

1）起锚定水液层的作用,黏蛋白组成的致密丝状结构与细胞膜微绒毛相连,并将水液层与疏水性的上皮细胞膜相结合;

2）清除脱落上皮细胞及非细胞碎屑(也包括微生物),通过瞬目运动将其移至泪阜部并通过泪道排出。

3）结合分泌型 IgA,黏蛋白层结合约 30% 以上的分泌型 IgA,参与免疫屏障功能。

三、泪液的功能

1. 脂质层的功能　减少水液层的蒸发,起稳定泪膜的作用,防止皮肤脂质对泪液的影响,以及睡眠时封闭睑缘缝隙,减少夜间泪液蒸发。当脂质层存在时,即便是开睑的情况下,角膜厚度保持不变。另外,脂质层与角膜屈光度状态有关。

2. 水液层的功能　保持眼表细胞的湿润,维持角膜屈光间质的透明性,含有非特异性免疫成分,如乳铁蛋白;空气中的氧气先溶解在水液层,然后才能提供给上皮细胞。

3. 黏蛋白层的功能　使水液层与上皮细胞层黏附,清除脱落细胞代谢物及细小异物,参与眼表免疫屏障。

当黏蛋白中的蛋白多糖合成障碍时,上皮细胞表面的疏水性增强,渗透压增高,可导致上皮细胞的损伤。在上皮细胞的微绒毛缺失时,泪膜的水液层不能与其黏附,临床上可出现结膜或角膜上皮的"干燥斑"[7]。

本章小结

1. 结膜可分为睑结膜、球结膜和穹隆结膜三个部分；结膜组织内有两类腺体，分别为浆液性腺体和黏液性腺体，前者包括 Krause's 腺和 Wolfring's 腺，后者包括 Henle 腺和 Manz 腺。

2. 结膜主要由上皮细胞层、基底膜和固有层组成；上皮细胞层的表层细胞中存在五种功能不同的细胞类型，其中 I 型、II 型和 III 型细胞均具有分泌黏蛋白的功能。

3. 正常人单眼的泪液含量为 7~9μl，基础分泌率为 1~2μl/min；正常泪膜的厚度约为 7μm，由脂质层、水液层和黏蛋白层组成；泪液的 pH 值波动在 7.14~7.82 之间，渗透压为 305mOsm/ml。

参考文献

1. Steuhl KP.Ultrastructure of the conjunctival epitheliumDev Ophthalmol. 1989；19：1-104.

2. Elder MJ.The immunologic target：antigenic aspects of basement membranes.Dev Ophthalmol. 1997；28：135-48.

3. Snibson GR，Greaves JL，Soper ND，et al，Ocular surface residence times of artificial tear solutions. Cornea.1992；11（4）：288-293.

4. Sand BB，Jensen OL，Eriksen JS，e al，Lysozyme in tears during post-operative inflammation of the eye.Acta Ophthalmol（Copenh）.1986；64（5）：504-8.

5. Prydal JI，Artal P，Woon H，Campbell FW.Study of human precorneal tear film thickness and structure using laser interferometry.Invest Ophthalmol Vis Sci. 1992 May；33（6）：2006-2011.

6. Rittig M, Lutjen-Drecoll E, Prehm P. Immunohistochemical localization of hyaluron-synthetizing cells in the primate cornea and conjunctiva. Exp. Eye. Res1985;63:89-97.

7. Kruse FE, Chen JJ, Tsai RJ, et al. Conjunctival transdifferentiation is due to the incomplete removal of limbal basal epithelium. Invest Ophthalmol Vis Sci.1990;31(9): 1903-1913.

2

第二章　结膜炎症与免疫反应

第一节　结膜的炎症反应

结膜的炎症最初始的阶段是急性的血管反应,之后出现炎性细胞反应,最后是炎症的消退阶段,直至结膜组织完全恢复正常。当异物、致伤物或微生物在组织内或表面持续存在,或不能完全清除,或炎症过程失控时,结膜的炎症反应可能迁延不退。

结膜充血是由于血管扩张、局部循环减慢所致,一般于损伤后立刻或数分钟内即可出现,是炎症反应的最初期,组织中释放的组胺、血清素、白三烯、前列腺素及补体 C3 和 C5 等炎性介质均参与了此过程。

结膜水肿是由于局部血管的通透性增加所致。在组胺、缓激肽及白三烯的作用下,血管内皮细胞收缩,血管内富含蛋白的浆液成分渗出至结膜下的结缔组织内,造成结膜组织的水肿,如果结膜下组织水肿持续不消,也会导致结膜上皮细胞的水肿。

炎性反应中的渗出细胞主要是白细胞。血管扩张及血流减缓使白细胞聚集在扩张的血管内壁,黏附分子在白细胞表面表达,内皮细胞促使白细胞黏附,并使其从内皮细胞间隙中通过血管壁,到达结膜组织内。炎症细胞受趋化因子的影响,游走到受损组织区域,并发挥其功能,如细胞吞噬、异物的识别与酶解,并且通过"免疫记忆"功能的启动,使进一步的炎症反应发生的更为迅速,并且具有了特异性。

结膜炎症一旦度过急性期,在异物或微生物被清除后,炎症反应会逐渐减轻。过度的炎症反应也会对组织造成损伤,有时其损伤程度可大于异物或微生物本身对组织的损伤,因此,此时需要适当抑制组织的炎症反应程度。炎症消退的同时,组织便开始启动修复过程,即成纤维细胞、血管内皮细胞及上皮细胞到达受损组织,取代炎症细胞开始进行组织修复。

在炎症消退过程中,白细胞凋亡调节着炎症程度。当异物被清除后和组织开始修复时,白细胞凋亡过程被启动,白细胞数量开始逐步减少,最后消失。临床上,如果患者的白细胞凋亡过程出现功能障碍,如活化的淋巴细胞持续存在于结膜组织内,炎症反应就可能迁延,迁延性的炎症反应可引发机体自身免疫性反应过程。

在损伤持续存在或出现复发时,炎症细胞会持续存在,细胞因子、蛋白水解酶和自由基不断持续的分泌,结膜局部炎症反应转为慢性;在吞噬细胞转变为上皮细胞和多核巨细胞时,便会产生结膜炎性肉芽肿,甚至形成结节性病灶。

第二节　参与免疫与炎症反应的细胞

一、参与免疫反应的细胞

1. 树突细胞　由于体内的 B 淋巴细胞和一些 T 淋巴细胞并不能直接识别抗原,所以需要特殊的抗原提呈细胞(antigen-presenting cell,APC)识别抗原,并将抗原进行处理后,提呈给 B 细胞或 T 细胞,后者才能介导免疫或免疫性炎症反应。

结膜组织中主要的 APC 为单核细胞和树突细胞,这两者为结膜炎症反应的第一"参与者",介导非特异的初始免疫反应。

树突细胞可诱导多种免疫应答,如 T 细胞的致敏、器官移植排斥和 T 细胞依赖抗体的产生。在许多非淋巴组织内均可见树突细胞,其可经淋巴或血流向心性游走至淋巴器官的 T 细胞区(图 1-2-1)。

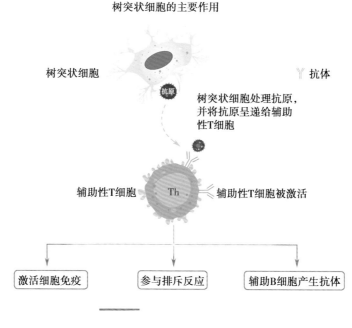

图 1-2-1 树突状细胞功能图示

在皮肤中,细胞因子,尤其是粒 - 巨噬细胞集落刺激因子(GM-CSF)和肿瘤坏死因子 α(TNF-α)[1]可加强树突细胞的免疫诱导作用。高水平的 MHC I 类和 II 类抗原及黏附分子,如 ICAM-1 和 LFA 也可增强 APC 的功能。

树突细胞的循环成熟过程如下:

(1) 早期骨髓源性的未成熟细胞移行至周围组织的血管内,如结膜等;

（2）树突细胞摄取、吞噬、消化抗原、成熟并形成树突细胞网络；

（3）通过淋巴管移行到达淋巴器官的 T 细胞区，并在此成熟。成熟后的树突细胞具有较强的抗原提呈能力，尤其是在细胞因子的影响下，可以向位于组织内的 T 细胞提呈抗原，使其活化[2]。

结膜组织内的树突细胞，也称为朗格汉斯细胞（Langerhans cell），接触抗原的几率最高，并表达 CD1a 表面抗原。在结膜组织内，朗格汉斯细胞形成一个高度有序的细胞网络，行使免疫监视功能[3]。

在过敏反应中，朗格汉斯细胞也可起致敏原识别作用，尤其在与 IgE 相关的迟发型超敏反应中，如接触性眼睑皮肤湿疹（经典的Ⅳ型超敏反应和 IgE 参与的Ⅰ型超敏反应）。朗格汉斯细胞至少有三种不同类型的 IgE 表面受体，通过表面 IgE 和抗原的结合，促使细胞的活化、细胞因子的分泌、并通过 Th2 的细胞因子激活免疫系统，导致迟发型免疫反应。

2. 巨噬细胞　巨噬细胞是骨髓源性细胞，广泛分布于机体内，作为炎症、杀伤肿瘤和杀菌的主要细胞，在细胞性免疫中起关键作用。巨噬细胞可分泌细胞因子或化学介质，如 TNF-α 和一氧化氮（NO），还参与免疫调节、组织再生（合成弹性蛋白酶、胶原酶和成纤维细胞生长因子等）以及新生血管生成过程[4]（图 1-2-2）。

巨噬细胞最重要的功能是吞噬功能，也是眼表防御微生物的主要屏障之一，同时也是对多形核白细胞功能的补充。通过免疫球蛋白的 Fc 受体、补体受体、甘露糖受体的调理作用，巨噬细胞可表达人类白细胞抗原-Ⅱ，并可通过吞噬较大的不溶性蛋白抗原，协助吞噬功能有限的树突细胞发挥处理抗原的作用。

3. 淋巴细胞　淋巴细胞来源于骨髓多能干细胞，分为两群功能不同的细胞：T 细胞和 B 细胞。T 细胞在胸腺内分化，B 细胞在胎儿肝、脾内及成人的骨髓内分化。B 细胞和 T 细胞在形态学上相同，只能通过其表面

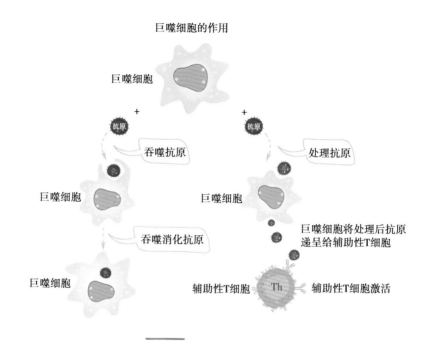

图 1-2-2　巨噬细胞功能图示

标记物和相关功能进行区别。

（1）淋巴细胞的种类

1）B 细胞：占循环池中淋巴细胞的 5%~15%，是体液免疫反应的基础。细胞膜表面覆以作为抗原受体的免疫球蛋白，主要为 IgM 和 IgG。B 细胞也含有 Ⅱ 类抗原、一些补体受体、许多其他介质和生长因子的受体。

当 B 细胞接触抗原后，可以活化并转化为浆细胞，浆细胞可合成与分泌免疫球蛋白。浆细胞合成抗体和免疫球蛋白均具有特异性。接触抗原后，B 细胞最先产生 IgM，随后产生 IgG。

2）T 淋巴细胞：主要作用为细胞免疫（细胞毒性、移植排斥和迟发型免疫反应等），间接参与抗体的合成。T 细胞在血液、淋巴、淋巴结、脾及非淋巴组织内连续循环。

(2) Th1/Th2 系统:根据辅助性 T 细胞产生的介质及所介导免疫反应类型,辅助性(CD4+)T 细胞可分为两个功能亚群。

1) Th1 淋巴细胞:其产生的细胞因子可使巨噬细胞活化,刺激 B 细胞分泌 IgA 和 IgG,并促使炎症反应向迟发型免疫反应的方向发展。Th1 产生的主要的细胞因子为 IL-2、IL-12、γ- 干扰素和 TNF。

2) Th2 淋巴细胞:主要作用对象是肥大细胞和嗜酸性粒细胞,并可协助产生 IgE。Th2 淋巴细胞分泌的主要细胞因子包括 IL-3、IL-4、IL-5 和 GM-CSF。IL-4 是 Th2 活化中的关键因子,IL-3 激活肥大细胞,IL-5 激活嗜酸性粒细胞。Th2 细胞主要参与变态反应和抗寄生虫免疫反应。

(3) 黏膜相关淋巴组织:黏膜相关淋巴组织(mucosa-associated lymphoid tissue MALT)位于胃肠道、呼吸道、泌尿系统及结膜(结膜相关淋巴组织 [conjunctiva-associated lymphoid tissueCALT])等黏膜组织内。这些区域的淋巴细胞形成疏松的集合中心,或生发中心[5],其中包含有 T 细胞、B 细胞和分泌免疫球蛋白的浆细胞。正常条件下,70% 的 T 细胞为 CD4+(辅助性 T 淋巴细胞),30% 为 CD8+(抑制性 T 淋巴细胞)。

黏膜中参与抗原抗体反应主要是分泌型的 IgA 型,它可以阻止感染性病原的入侵。为防止蛋白水解酶的分解作用,IgA 以二聚体的形式分泌。通过细胞归巢机制,淋巴细胞在黏膜部位活化后,移行至局部淋巴结,再进入血液循环,然后通过特异性内皮黏附分子(整合素)的作用,遍布于所有的黏膜组织中,因此,在某处黏膜仅接触一次抗原后,几乎所有黏膜组织均产生防御性免疫反应。

二、参与炎症反应的细胞

1. 肥大细胞　细胞呈圆形或椭圆形,核位于细胞中央,细胞内含有许多颗粒,其中富含组胺、蛋白多糖和蛋白酶。肥大细胞常分布于结缔组织、皮肤和黏膜中,并常邻近淋巴、血管、神经周围。当肥大细胞活化后,可引起血管扩张、通透性增加和白细胞渗出。与血液中的多形核嗜碱性粒细胞相似,肥大细胞表面存在高亲和性的 IgE 受体,可以与 IgE 结合。

(1)细胞内颗粒释放方式:研究发现肥大细胞内的颗粒释放存在三种方式:

1)速放方式:抗原(致敏原)与肥大细胞膜表面的 IgE 结合后,肥大细胞立即迅速脱颗粒,并将几乎全部颗粒及储存介质释放到组织中,这一过程是速发型超敏反应、变态反应和抗寄生虫反应的关键步骤。

2)渐放方式:肥大细胞还存在另一种脱颗粒与介质释放的方式,即逐步脱颗粒,称为渐放方式,此方式可能存在于人类许多疾病中,如接触

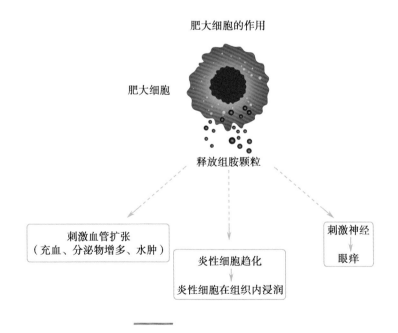

图 1-2-3 肥大细胞脱颗粒

性结膜炎或皮炎、大疱性类天疱疮、原发和继发的恶性肿瘤及慢性炎症。部分细胞颗粒释放时,仍有一些颗粒还保存在细胞质内,颗粒的合成与释放,以及肥大细胞的成熟过程均是逐渐发生(图 1-2-3)。

除了 IgE 以外,其他的分子也可激活肥大细胞,如某些补体(C3a 和 C5a)、药物(如可待因)、昆虫毒素和细胞因子等(IL-1、IL-3、IL-5、IL-8 和 γ-干扰素)。

3) 神经系统参与的释放方式:神经系统通过释放神经肽,如 P 物质、胃泌素、血管活性肠肽(vasoactive intestinal peptide,VIP)、生长抑素、内啡肽、阿片肽,可以诱导肥大细胞脱颗粒。首先,受损组织通过刺激中枢神经系统,引起神经末梢释放神经肽,后者引起肥大细胞脱颗粒,诱导炎症反应发生。

(2) 肥大细胞相关的炎症介质:活化的肥大细胞释放多种介质,如组胺、类胰蛋白酶(可活化 C3 为 C3a)、激肽释放酶(可激活前炎症激肽)、TNF-α、肝素、血管活性胺类和趋化因子以及蛋白酶(蛋白酶和水解酶)。

1) 组胺:是变态反应中的重要介质,机体存在四种组胺受体,即 H_1、H_2、H_3 和 H_4 受体。前两种受体主要具有对毛细血管进行调节的作用,H_3 主要分布在神经末梢周围。

2) 脂质类炎性因子:在磷脂酶 A 的作用下,肥大细胞膜的脂质可以合成分泌脂质类炎性因子,主要包括花生四烯酸、前列腺素、白三烯及血小板活化因子(platelet-activating factor,PAF),这些因子均具有强烈的致炎作用。

3) 白介素与细胞因子:包括 IL-1、IL-3、IL-4、IL-5、IL-6、γ- 干扰素、转化生长因子(transforming growth factor-β,TGF-β)及粒 - 巨噬细胞集落刺激因子(granulocyte/macrophage-colony stimulating factorGM-CSF)。这些因子可改变血管内皮细胞的通透性,引起白细胞的游走,促进血液凝固,以

及肥大细胞和其他淋巴细胞的自分泌和旁分泌的作用[6]。

2. 嗜酸性粒细胞　嗜酸性粒细胞是循环中普遍存在的具有吞噬功能的粒细胞,其在血液中停留 6~12 小时后,于毛细血管后微静脉处,在整合素和内皮黏附分子的相互作用下,黏附在血管壁,并移行至血管外组织。在进入结缔组织后,嗜酸性粒细胞可在血管周围停留数日。人类嗜酸性粒细胞膜的表面有补体的受体及 IgG、IgA、IgM、IgE 的 Fc 段。

嗜酸性粒细胞含有前炎症蛋白、嗜酸性粒细胞阳离子蛋白、嗜酸性粒细胞源性神经毒素、嗜酸性粒细胞过氧化物酶、PAF、过氧化氢、过氧化物阴离子等,是机体组织内清除寄生虫(特别是蠕虫)和细菌(包括分枝杆菌)的主要细胞。

第三节　免疫反应类型

一、Ⅰ型超敏反应

Ⅰ型超敏反应,特定抗原(致敏原)与已经致敏的肥大细胞表面的 IgE 结合,肥大细胞即刻被激活,释放细胞内的颗粒(主要含组胺),引发一系列的炎症反应过程。此超敏反应一般易发生在有遗传特质性的人群,其重要免疫学特征为 IgE 合成量明显高于常人(图 1-2-4)。

Ⅰ型超敏反应分为两个阶段:

(1) 早发阶段,在与抗原(过敏原)结合,数分钟内,以肥大细胞即刻脱颗粒,大量组胺释放为特征;

(2) 迟发阶段,在与抗原(过敏原)结合,约 4~6 个小时,除了肥大细

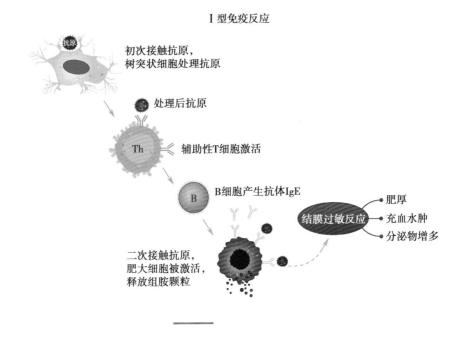

图 1-2-4　Ⅰ型超敏反应

胞外,还有嗜酸性粒细胞和巨噬细胞参与,释放脂质类炎性介质。

由于Ⅰ型超敏反应时,肥大细胞和其他参与细胞合成与释放的炎性介质数量多,效力强,所以炎性反应往往较剧烈。

过敏反应的实验室辅助检查包括皮肤实验(皮肤刺激实验或斑片实验),体液或泪液中的 IgE 测定,以及结膜激发实验(我国国内极少应用)。

二、Ⅱ型超敏反应

Ⅱ型超敏反应,或称抗体依赖性细胞毒性反应,是直接针对已结合有抗体(主要是 IgG)的抗原所发生的反应。这些抗原一般由血细胞或血液成分所携带(如红细胞,白细胞或血小板)。这些血细胞或血液成分在结合抗体后,因补体的活化而发生裂解,或在 IgG 的介导下,由自然杀伤细胞(natural killer cell,NK)直接将其裂解(图 1-2-5)。

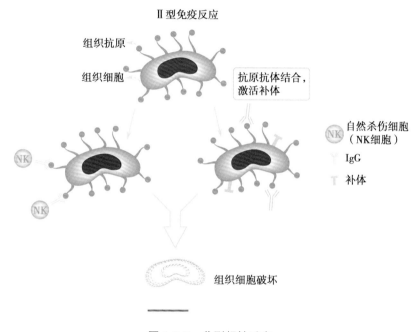

图 1-2-5　Ⅱ型超敏反应

诱发Ⅱ型超敏反应的抗原也可为机体自身的抗原,如眼瘢痕性类天疱疮,即是由结膜上皮层的基底膜中的自身抗原成分,诱发了Ⅱ型超敏反应所致。

三、Ⅲ型超敏反应

Ⅲ型超敏反应,为免疫复合物沉积反应。免疫复合物中含有 IgG 或

IgM,且有补体的活化过程。Ⅲ型超敏反应涉及多种机制,慢性感染时感染源长期刺激会导致弱的 IgG 分泌,且形成免疫复合物;自身免疫性疾病中,有持续的自身抗体形成,与抗原结合形成免疫复合物,沉积在组织中(图 1-2-6)。

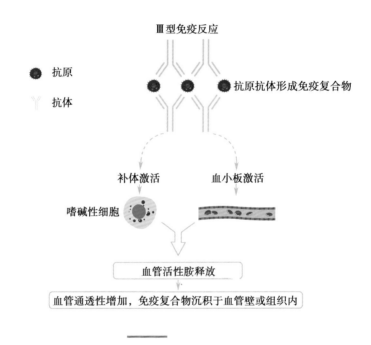

图 1-2-6 Ⅲ型超敏反应

当机体多次接触外源性抗原时,也会导致免疫复合物在血管或组织中的沉积,由此导致强烈的炎症反应,并有组织坏死,如伴有系统性血管炎疾病的边缘性角膜溃疡或巩膜炎的病人,在诱发了此类型的超敏反应时,结膜组织也可能成为免疫反应攻击的靶组织。

四、Ⅳ型(迟发型)超敏反应

Ⅳ型超敏反应是细胞介导免疫反应。它一般在和致敏源接触或结核菌素超敏反应后48~72小时发生,并在数周后发生增殖性反应,如肉芽肿或巨大结膜乳头增生。

在Ⅳ型超敏反应中,初次的致敏约需10~14天,抗原或半抗原复合物被APCs捕获,经过处理后的抗原,通过不同的淋巴系统到达淋巴结,被提呈给Ⅱ类抗原相关的辅助T淋巴细胞。当再次与抗原或半抗原复合物接触时,记忆性T淋巴细胞即刻可被激活,并触发快速的反应(图1-2-7),

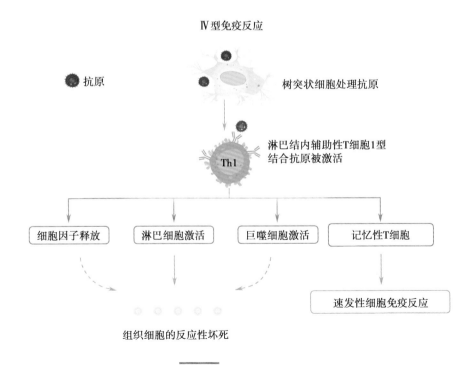

图 1-2-7 Ⅳ型超敏反应

而典型的免疫反应是在再次接触抗原后 4~8 小时开始,并在 48~72 小时后达到高峰,临床上可见到皮肤出现红肿,甚至水疱形成,主要是 CD4+细胞浸润,也可有 CD8+ 细胞和朗格汉斯细胞(Langerhan scell)浸润,随后是巨噬细胞出现,同时还可有肥大细胞和嗜碱性粒细胞的参与。Ⅳ型超敏反应中会有许多细胞因子分泌。

在接触性眼睑皮肤湿疹的发病过程中,抗原大多数为半抗原,如药物,半抗原本身不具有免疫原性,当其与宿主的蛋白结合后,就成为完全抗原,并具有了免疫原性,可以被 T 淋巴细胞所识别,而引发Ⅳ型超敏反应。

本章小结

1. 结膜炎症反应主要表现为结膜充血、水肿和炎性细胞浸润;在炎症消退中,白细胞凋亡过程被启动,白细胞数量逐步减少,最后消失。

2. 人体主要存在有四种类型的超敏反应;急性过敏性结膜炎主要涉及到Ⅰ型超敏反应,慢性过敏性结膜炎主要涉及Ⅳ型超敏反应。

3. 多种炎性细胞参与了结膜炎症及超敏反应过程,主要包括:朗格汉斯细胞、肥大细胞、淋巴细胞、嗜酸性粒细胞等。

4. 肥大细胞可释放多种炎性细胞因子,来参与结膜过敏反应,主要包括:组胺、脂质类炎性因子、白介素、γ- 干扰素和转化生长因子等。

参考文献

1. Steinman RM.The dendritic cell system and its role in immunogenicity.Annu Rev Immunol. 1991;9:271-296.

2. Kimber I,Cumberbatch M.Dendritic cells and cutaneous immune responses to chemical allergens.Toxicol Appl Pharmacol.1992Dec;117(2):137-146.

3. Stingl G,Tamaki K,Katz SI.Origin and function of epidermal Langerhans cells.Immunol Rev. 1980;53:149-174.

4. Holt PG.Down-regulation of immune responses in the lower respiratory tract:the role of alveolar macrophages.Clin Exp Immunol. 1986 Feb;63(2):261-270.

5. Wotherspoon AC,Hardman-Lea S,Isaacson PG.Mucosa-associated lymphoid tissue (MALT)in the human conjunctiva.J Pathol.1994Sep;174(1):33-37.

6. Gordon JR,Burd PR,Galli SJ.Mast cells as a source of multifunctional cytokines. Immunol Today.1990Dec;11(12):458-464.

3

第三章　结膜炎实验室检查

第一节　结膜印记细胞学检查

结膜印记细胞学检查是通过特殊的醋酸纤维膜片,印取结膜上皮表层细胞,根据细胞形态、种类和数量的改变,辅助诊断结膜疾病或判断疾病程度的临床检查方法(图 1-3-1,图 1-3-2)。该法不仅简便易行,而且可保持结膜上皮细胞形态以及细胞间连接的完整性[1]。

与结膜刮片细胞学检查相比,结膜印记细胞学检查可收集到数量更多,以及更为完整的表层上皮细胞,除了将其应用于常规细胞学观察之外,还可用于组织病理学或免疫病理学的研究,分析鉴定某些细胞表面或细胞内的特定成分,辅助进行疾病诊断与疾病分型。

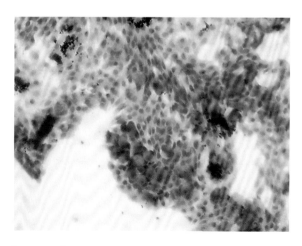

图 1-3-1　印记杯状细胞
北京市研究所宋文秀提供

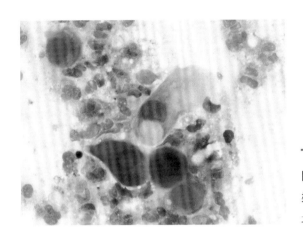

图 1-3-2 杯状细胞 Giemsa
染色

北京市眼科研究所张阳提供

结膜印记细胞学检查可以观察到多种结膜细胞,如表层上皮细胞,杯状细胞和朗格汉斯细胞(Langerhans cell)[2],借助特殊的染色方法,不仅可观察到细胞形态、细胞数量的变化,以及细胞内部成分的改变及其改变程度,如细胞核浆比的变化、结膜上皮细胞的角质化程度等,而且在炎症发生的条件下,还可以观察到特殊的炎性细胞出现,如过敏性结膜炎时出现的嗜酸性粒细胞等(临床上值得注意的是,印记细胞学检查时,未查见嗜酸性粒细胞,并不能否定过敏性结膜炎的诊断)。

利用免疫细胞学方法,能够观察到更多细胞特殊结构,并且可以定量或定性的标记细胞膜,或胞浆内的特殊成分,如结膜炎症时,树突状细胞数量会增加,而且其细胞膜上 HLA DR Ⅱ类抗原表达会增加,利用特殊抗体结合特异性显色方法,可以观察该抗原表达阳性的上皮细胞及其百分比,临床上用其间接评价结膜炎症的程度。

当熟练掌握了结膜印记细胞学检查方法时,还可将其用于检查细胞内寄生生存的病原体,如沙眼衣原体和疱疹病毒等。近年来,结合免疫荧光法和基因检测技术,明显提高了结膜中沙眼衣原体和病毒检测的敏感性。

但是,实际应用中应该注意的是,由于结膜印记细胞学检查法只能采取到结膜上皮的表层细胞,因此,无法观察到结膜上皮深层的细胞以及结膜下组织细胞改变,所以它不能取代结膜活检病理学检查。

结膜印记细胞学检查方法的操作步骤:

a. 用无菌镊子夹取醋酸纤维膜(可用不透明醋酸纤维膜,或透明的醋酸纤维膜,直径 13mm,微孔直径为 0.2μm),注意不能用手指触碰膜的表面,将其剪成两个半圆形的膜片;

b. 在结膜囊内滴入一滴麻醉剂,提起上睑,嘱病人向下看,以暴露出上部球结膜,用镊子夹住纤维膜的一角,将其正面贴放在球结膜表面上,轻压使其完全平抚的贴附在结膜表面,约 5 秒钟后,将膜取下;

c. 将取下的纤维膜转放到一个透明玻璃载玻片上,正面向上,用无水乙醇溶液进行固定,自然干燥之后进行细胞染色,或免疫组织化学方法的染色。染色过程完成后,将纤维膜透明片及玻璃载玻片一起放在显微镜下进行观察,并照相记录。

临床上,还可以利用结膜刮片,查找嗜酸性粒细胞来辅助诊断过敏性结膜炎。由于正常人结膜刮片查不到嗜酸性粒细胞,所以对于临床疑难病例可以采用结膜刮片检查,一旦嗜酸性粒细胞阳性,将有助于诊断的建立,但是需要说明的是,结膜刮片阴性并不能完全排除过敏性结膜炎诊

视频 1- 结膜印记细胞学检查　　视频 2- 结膜刮片检查

断。另外,由于此法对结膜有一定创伤性,故一般不作为常规检查项目。

第二节　泪液 IgE 测定

对于过敏性结膜炎,泪液 IgE 含量的测定可提供重要的临床诊断依据,理论上讲,其含量升高即意味着存在 I 型超敏反应介导的过敏性疾病过程,如枯草热性结膜炎,季节性结膜炎,春季卡他性结膜炎,或特应性结膜炎等。但有,由于成人发生迁延性过敏性结膜炎时,仅有 40%~50% 患者的泪液 IgE 含量升高,因此对于成人迁延性结膜炎患者,泪液 IgE 含量正常,并不能否定诊断。临床上需要注意的是,在非过敏性疾病中,约有 1/3 患者的泪液 IgE 含量也会增高,所以不能仅凭泪液中 IgE 含量一项指标进行过敏性疾病诊断,需要结合临床表现和其他实验室检查,进行综合分析判定。

泪液 IgE 测定的具体方法

1. 泪液的采集　临床上收集泪液的常用方法有两种:

(1) 玻璃微量吸管法:将消毒干燥后的玻璃微量吸管放在近外眦部的球结膜表面,依靠虹吸作用,吸取泪液。泪液较少时,可以利用棉签或纤维丝刺激鼻前庭黏膜,增加泪液分泌。

(2) 纤维素薄膜条法:将消毒干燥后的纤维素膜剪成细条,用纤维条的一端接触球结膜表面(位置同上),吸取泪液。泪液较少时,可以利用棉签或纤维丝刺激鼻前庭黏膜,增加泪液分泌。这两种方法均不会显著改变泪液蛋白(乳铁蛋白,溶菌酶等)含量,但用纤维膜条采集泪液时,纤溶酶源性蛋白和 IgE 含量会高于玻璃微量吸管法,其原因可能是纤维膜条会刺激结膜,刺激性分泌的泪液中蛋白含量会增高[3]。

2. 泪液 IgE 含量测定　可以采用放射免疫吸附法,或酶联免疫反应法(简称 ELISA 法)。在临床诊断中,临床医生应注意结合病史、临床表现,同时参考泪液 IgE 检查结果,进行综合分析,对患者进行临床诊断,不能单凭泪液中 IgE 含量的升高就进行诊断,或依据检测不到泪液 IgE 就排除过敏性结膜炎[4]。

除了泪液 IgE 含量检测外,利用采集的泪液标本,还可检测其他蛋白和细胞因子,如组胺、纤溶酶、IL-4 等。近年来,泪液标本还用于病毒的检测,如腺病毒检测,以及炎性因子,如基质金属蛋白酶 -9 的检测。

第三节　结膜活检病理学检查

对于某些特殊的炎症性病变、自身免疫性、感染性疾病(尤其是衣原体或分枝杆菌感染),或眼表肿瘤等,结膜活组织检查是一项可提供病因诊断的检查方法。除了常规病理学检查外,还可利用免疫组织化学法、分子生物学技术,角膜共聚焦显微镜,以及电子显微镜,观察到更详细的疾病诊断所需信息。

结膜活检病理学检查对于诊断自身免疫性结膜炎尤为重要,如眼瘢痕性类天疱疮、获得性大疱性表皮松解症和大疱性类天疱疮。一般过敏性结膜炎的诊断不需要进行组织活检,只是在结膜增殖性病变明显,且抗过敏治疗无显效,需要明确诊断,或者对于年长患者需要进行鉴别诊断时,才考虑进行结膜病灶的活检病理学检查。

用人免疫球蛋白和补体因子的多克隆抗体,结合显色方法可检测到结膜上皮基底膜免疫沉淀物,有助于瘢痕性结膜类天疱疮的诊断;当结膜炎伴有周边角膜溃疡或巩膜炎时,结膜活检也有助于辅助诊断系统性血管炎和肉芽肿性疾病[5]。

本章小结

1. 结膜印记细胞学检查可根据结膜表层细胞的形态、种类和数量的改变,辅助诊断结膜疾病,或判断疾病的程度。

2. 泪液 IgE 含量的测定可为过敏性结膜炎的临床诊断提供重要依据,但是 IgE 含量不增高,并不能否定过敏性结膜炎的诊断。

3. 结膜活检病理学检查主要应用于自身免疫性结膜炎的诊断,如眼瘢痕性类天疱疮等;一般情况下,对于过敏性结膜炎的诊断,不需要进行结膜组织活检病理学检查。

(孙旭光)

参考文献

1. Martinez AJ,Mills MB,JaceldoKB,et al,Standardization of conjunctival impression cytology. Cornea,1995,14(5):515-522.

2. Baudouin C,Haouat N,Brignole F,et al,Immunopathological findings in conjunctival cells using immunofluorescence staining of impression cytology specimens.Br J Ophthalmol,1992,76(9):545-549.

3. Didierlaurent A'Bloch-Michel E,Couret MN,et al,Tear IgE detected by a new method:

Stallerdiag-IgE. Ocul Immunol Inflamm, 1994; 2 (2): 93-99.

4. Montan PG, Biberfeld PJ, ScheyniusA.IgE, IgE receptors, and other immunocytochemical markers in atopic and nonatopic patients with vernal keratoconjunctivitis.Ophthalmology, 1995, 102 (5): 725-732.

5. Foster CS.Cicatricial pemphigoid.Trans Am Ophthalmol Soc. 1986, 84: 527-663.

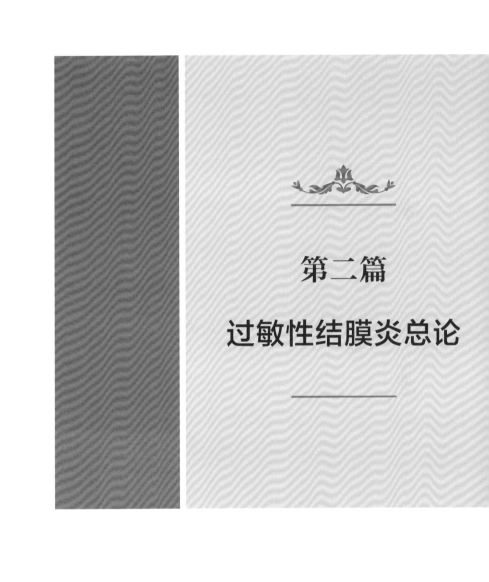

第二篇

过敏性结膜炎总论

4 第四章 过敏性结膜炎概论

一、概况

过敏性结膜炎（allergic conjunctivits，AC）也称眼过敏（ocular allergies）是由于眼部组织对过敏原产生超敏反应所引起炎症的总称，其主要影响眼睑、结膜和／或角膜。全球约三分之一的人群患过敏性疾病，据估计有40%~60%存在眼部症状。

过敏性结膜炎的流行病学研究较为困难，其发病情况常常被低估，因为过敏性疾病的流性病学调查以过敏性鼻炎或哮喘为主，常忽视结膜过敏症状，且不同研究中的诊断标准不一，眼科医生、儿科医生以及变态反应科医生的关注点不同。此外，受调查地区环境、患者年龄等因素的影响，所以各国过敏性结膜炎患病率的流行病学调查结果相差较大[1]（表2-4-1）。

到目前为止，我国尚缺乏大样本过敏性结膜炎的流行病学资料，多为门诊患者的总结，其中最大样本资料为2008年李莹等[2]对中国不同地区共计6179例中重度过敏性结膜炎的研究，结果表明过敏性结膜炎好发于中青年，12~55岁发病比例占85.6%，小于12岁儿童仅占6.4%，大于55岁患者占8.0%；患病与性别无关；中部地区所占的比例高达45.1%。常年性过敏性结膜炎和季节性过敏性结膜炎为主要的类型，占74.4%；春季角结膜炎在儿童中占22.3%，明显高于成年人的8.3%，而特应性角膜结膜炎和巨乳头性结膜炎所占的比例不到10%。该研究中患者多为中青年，

表 2-4-1 过敏性结膜炎流行病学研究

研究名称 / 类型	病例数	年龄	地区	方法	过敏性结膜炎患病率	参考文献
NHANES III (1988-1994)	20 010	所有年龄段	美国	眼部及鼻部症状 / 皮肤点刺试验	6.4% 过敏性结膜炎，29.7% 过敏性鼻结膜炎	Singh 等
欧洲过敏性鼻炎患者负担调查 (2006)	1482	所有年龄段	欧洲	眼痒 / 眼红	过敏性鼻结膜炎中 71%	Canonica 等
INSTANT (2006)	4019	>18	法国	流泪 / 眼痒	过敏性鼻炎中 52%	Klossek 等
ADSP (2006)	447	>12	美国	眼痒 / 眼红	过敏性鼻结膜炎中 64%	Schatz
AIRS (2012)	2765	>5	美国	电话调查眼痒 / 眼红	34%	Bielory 等
海军士兵 (2000-2003)	19 425	22.7±4.4	意大利	眼痒	季节过敏性鼻炎中 64%常年过敏性鼻炎中 46%	Ciprandi 等
儿童过敏性结膜炎伴发哮喘，鼻炎及湿疹 (2002-2004)	458	5-15	丹麦	眼痒 / 眼红	30%	Gradman 等
Alergologica2005 研究	917	<14	西班牙	眼部或鼻部症状	44.7% 过敏性鼻结膜炎	Ibanez 等
ISAAC III 期 (1993-1997)	670 242	13-14	全球	鼻部症状 + 眼痒 / 眼红	14.6% 过敏性鼻结膜炎	Aït-Khale 等
校园眼健康倡议 (2008)	818	5-19	巴基斯坦	眼科检查	19.2%	Baig 等

续表

研究名称/类型	病例数	年龄	地区	方法	过敏性结膜炎患病率	参考文献
ISAAC Ⅰ期 (2009)	3120	13-14	巴西	ISAAC modified	20.7%	Geraldini 等
ISAAC (2005-2006)	2150	10-17	意大利	眼痒/眼红	19.2%	Cibella 等

NHANES：National Health And Nutrition Examination Survey，全民健康及营养研究调查

INSTANT：法国成年人过敏性鼻炎调查

ADSP：The Allergy Disease Specific Programme，过敏性疾病详细调查方案

AIRS：the Allergies, Immunotherapy, and Rhinoconjunctivitis Surveys，过敏，免疫治疗及鼻结膜炎研究

ISAAC：International Study of Asthmaand Allergies in Childhood，儿童哮喘及过敏性疾病国际研究

可能与研究人群为门诊患者,而非抽样调查有关。

　　过敏性结膜炎常伴发其他过敏性疾病,30%~71% 过敏性结膜炎患者伴过敏性鼻炎,单纯过敏性结膜炎仅为 6%~30%,但儿童可高达 30%[1]。乔彤等[3]对儿童过敏性结膜炎的调查显示,407 例过敏性结膜炎中伴湿疹、鼻炎和哮喘的比例分别 71.7%、92.4% 和 28.2%,合并鼻炎者明显高于合并湿疹和哮喘者($P<0.05$)。由于大部分过敏性结膜炎患者症状较轻,常未就医,故其患病率的数据往往被低估。

　　过敏性结膜炎也常伴发其他眼表疾病,其中以干眼最常见、其次为屈光不正、睑缘炎、睑板腺功能障碍、角膜上皮病变和倒睫。

二、过敏性结膜炎分类

　　临床上过敏性结膜炎可分为急性过敏性结膜炎和慢性过敏性结膜炎两大类,前者约占过敏性结膜炎的 80%~90%,后者占 10%~20%。北京同仁医院北京市眼科研究所对 2011 年 4 月至 2015 年 3 月 745 例临床诊断为过敏性结膜炎病例的统计分析显示 SAC 和 PAC 占 75.44%,VKC、GPC 和 AKC 分别占 21.88%、2.42% 和 0.27%。意大利和日本的大样本研究显示,不同类型过敏性结膜炎的比例分别为 SAC55%~81.2%、PAC10.6%~18%、VKC3.8%~9% 和 AKC4.4%~7%[1]。

　　1. 急性过敏性结膜炎包括

　　(1) 季节性过敏性结膜炎(seasonal allergic conjunctivitis,SAC)

　　(2) 常年性过敏性结膜炎(perennial allergic conjunctivitis,PAC)

　　(3) 接触性过敏性结膜炎(contact allergic conjunctivitis,CAC)

　　2. 慢性过敏性结膜炎包括

　　(1) 春季卡他性角结膜炎(vernal catarrhal keratoconjunctivitis,VKC)

(2) 特应性角结膜炎(atopic keratoconjunctivitis,AKC)

(3) 巨乳头性结膜炎(giant papillary conjunctivitis,GPC)

三、过敏性结膜炎的影响因素

1. 年龄　不同类型的过敏性结膜炎发病年龄并不相同(表 2-4-2),由表中资料可见,随着年龄的增长,过敏性结膜炎总患病情况和 VKC 发病率逐渐下降,VKC 多见于儿童;而 SAC/PAC 及 AKC 发病率随年龄增长逐渐增加,AKC 多发生在成年人,GPC 主要多见于 15~39 岁的年轻人,这与我国戴角膜接触镜者多为年轻人有关。

表 2-4-2　不同类型过敏性结膜炎在不同年龄的发病率

年龄分组	男∶女	SAC/PAC	VKC	GPC	AKC
≤14 岁组(58.26%)	4.23∶1	72.37%	26.73%	0	0
15~39 岁组(34.09%)	1.1∶1	76.38%	16.93%	6.30%	0.39%
≥40 岁组(7.65%)	1∶1.85	87.72%	7.02%	3.51%	1.75%

此表资料由北京同仁医院北京市眼科研究所孙旭光教授提供。

2. 性别　15 岁以前发病者男性居多,15 岁以后发病则女性占优势(表 2-4-2),如 VKC 的男女比例约为 3∶1,随年龄增长,女性发病比例增加,这可能与性激素水平的改变有关;AKC 多见于成年男性,在中国 GPC 多见于女性,可能与我国戴角膜接触镜的人群以女性为主有关。

3. 种族　有关种族对过敏性结膜炎的关系一直存在争议,大多数研究并没有发现 VKC 患病率存在种族差异,但角膜缘型 VKC 多见于黑色人种,其他过敏性结膜炎类型无明显种族差异。

4. 家族史　AC 有一定遗传倾向,如果父母一方为特异性体质,其下一代发生过敏性结膜炎的几率为正常人的 4 倍,如父母双方均为特异性体质,其几率为正常人的 10 倍。

5. 易感因素　不同类型的过敏性结膜炎其易感因素不完全相同(表 2-4-3)。

表 2-4-3　不同类型过敏性结膜炎的易感因素

过敏性结膜炎类型	易感因素
SAC	室外过敏原,如树木、草等植物的花粉、户外真菌等
PAC	室内过敏原,如尘螨,动物皮屑,昆虫和户内真菌等
CAC	药物、化妆品、有机试剂、保存剂、装修材料、毒物等
VKC	炎热干燥环境
AKC	特应性的遗传易感性,环境中的过敏原引起病情急性加剧
GPC	长期配戴角膜接触镜、缝线、义眼

6. 环境　近年的流行病学研究发现,过敏性疾病患病率的增加与空气污染密切相关,包括气体和颗粒物在内的空气污染物可以增加易感人群的呼吸道敏感性,从而导致过敏反应的发生[4]。

有关空气污染与过敏性结膜炎的研究较少,有报道表明,PM2.5 在东京的非花粉季节可能对过敏性结膜炎的发生起一定作用[5],在中国 NO_2(二氧化氮)、O_3(臭氧)以及气温升高均可以增加或加重过敏性结膜炎的病情[6]。韩国的一项动物研究,用二氧化钛纳米粒子(TiO_2)模拟 PM2.5,观察其对眼表的影响,虽然没有直接证明 TiO_2 会引起过敏性结膜炎,但其引起的眼表染色增加和杯状细胞减少等损害会增加眼表对过敏原刺激的反应,因此至少可以提示空气污染对眼表是有损害的[7]。

四、过敏性结膜炎分级

根据患者结膜充血和水肿、睑结膜巨乳头所占面积、角膜缘胶样隆起的范围以及角膜病变的严重程度,可将过敏性结膜炎分为轻、中、重三个等级(表 2-4-4),便于指导该病的分级治疗和评价疗效。

表 2-4-4 过敏性结膜炎严重程度分级

	睑结膜充血	球结膜充血	结膜水肿	睑结膜巨乳头面积	角膜缘胶样隆起范围	角膜上皮病变
轻度	睑板血管纹理清晰	充血局限于穹隆部,血管呈鲜红色	局限水肿	<1/3 上睑结膜	<1/3 角膜缘	浅层点状角膜炎
中度	睑板血管纹理模糊	充血明显,达睑裂区,血管呈深红色	弥漫轻度水肿	1/3~2/3 上睑结膜	1/3~2/3 角膜缘	浅层点状角膜炎伴丝状物
重度	看不清正常睑板血管纹理	结膜弥漫性充血,血管模糊不清,呈紫红色	弥漫囊泡样水肿	≥2/3 上睑结膜	≥2/3 角膜缘	盾形角膜溃疡或上皮糜烂

五、临床表现

(一) 症状

最常见的症状为眼痒,其次为眼红、瞬目增多/揉眼(儿童多见)、流泪及眼黏性分泌物,当病变累及角膜时,可出现异物感、眼痛及畏光。

(二) 体征

1. 结膜

(1) 结膜充血:为过敏性结膜炎最常见的体征。

(2) 结膜乳头(图 2-4-1):较常见,多见于上睑结膜,为炎症导致的结膜上皮增生。大于 1mm 的结膜乳头称为巨乳头(图 2-4-2),可见于 VKC、AKC 和 GPC。结膜巨乳头常伴有纤维组织增生,上皮下可见大量炎性细胞,包括淋巴细胞、肥大细胞和嗜酸性粒细胞。

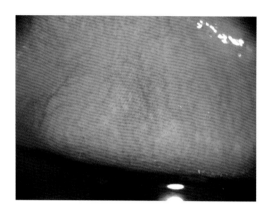

图 2-4-1　上睑结膜乳头

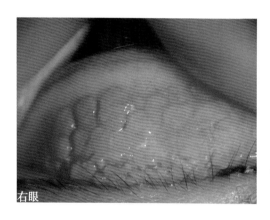

图 2-4-2　上睑结膜巨乳头

(3) 结膜滤泡(图 2-4-3):较少见,多见于下睑结膜,主要由淋巴细胞组成。

(4) 结膜水肿(图 2-4-4):为结膜血管和淋巴管循环障碍、浆液渗漏所致,当充血不明显时,通常表现为"白色水肿"。

2. 角膜缘

(1) 角膜缘胶样增生(图 2-4-5):多见于有色人种,表现为角膜缘区胶

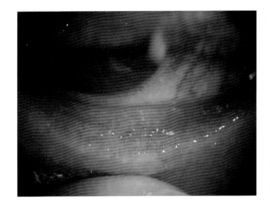

图 2-4-3　下睑结膜滤泡

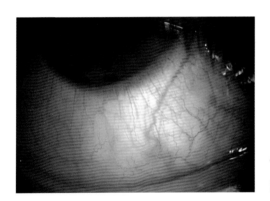

图 2-4-4　球结膜水肿

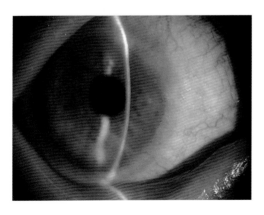

图 2-4-5　角膜缘胶样隆起

样隆起,呈浅粉色或灰白色,可见于角膜缘的任何部位,但以上方角膜缘多见,严重者全周角膜缘均可表现为胶样增生。

（2）Horner-Trantas 点（图 2-4-6）：是位于角膜缘外侧的白色增生小结节,见于 VKC 和 AKC,是增生的结膜上皮细胞变性形成的小突起,病理学上可见嗜酸性粒细胞堆积。

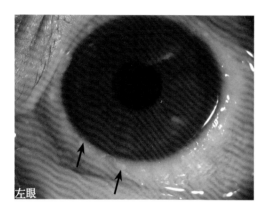

图 2-4-6　Horner-Trantas 点
（箭头所示）

3. 角膜　角膜病变为过敏性结膜炎的并发症,主要见于慢性过敏性结膜炎,可表现为点状角膜炎、盾形角膜溃疡（图 2-4-7A、B）、角膜白斑等。

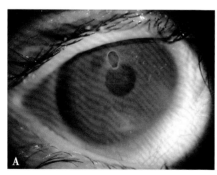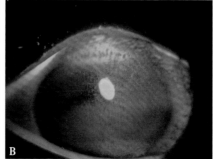

图 2-4-7　A、B 盾形角膜溃疡
A. 眼前节像　B. 荧光素染色后

六、诊断

(一) 诊断依据

根据典型症状和体征,并结合病史,特别是过敏性疾病史,即可诊断,其依据包括

A:典型过敏症状:眼痒、眼红

B:体征:结膜充血、乳头增生、滤泡形成、黏性分泌物

C:结膜分泌物涂片、结膜刮片可见嗜酸性粒细胞

(二) 诊断标准

1. 临床诊断标准为依据 A+ 依据 B(简称 A+B)

2. 确诊标准为依据 A+ 依据 B+ 依据 C(简称 A+B+C)

七、治疗(具体治疗方法见第五章)

1. 治疗原则 避免接触过敏原,缓解症状,预防和减少并发症发生。

2. 治疗药物 过敏性结膜炎的治疗以局部用药为主,根据其发病机制及药物作用途径,常用的眼局部抗过敏药大致可分为 6 类(图 2-4-8):

(1) 抗组胺药

(2) 肥大细胞稳定剂

(3) 双效作用药物(抗组胺 / 肥大细胞稳定)

(4) 糖皮质激素

(5) 非甾体抗炎药

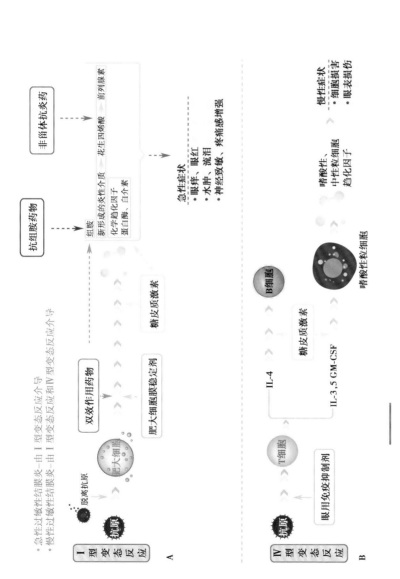

图 2-4-8 过敏性角结膜炎发病机制及药物作用途径

A. 急性过敏反应 B. 慢性过敏反应

（6）免疫抑制剂

全身用药必须通过血循环才能到达靶组织,起效时间长,并有眼干、嗜睡等副作用,因此过敏性结膜炎的治疗以眼局部给药为主。

3. 药物治疗方案　根据过敏性结膜炎的严重程度,推荐药物治疗的原则:

（1）轻度:双效作用药物;抗组胺 / 减充血复方制剂或抗组胺联合肥大细胞稳定剂。

（2）中度:双效作用药物;抗组胺 / 肥大细胞稳定剂联合非甾体激素消炎药或糖皮质激素类药。

（3）重度:糖皮质激素类药联合使用双效作用药物或免疫抑制剂,可联合全身用药。

八、预防

过敏性结膜炎属于自限性疾病,大多数预后良好。该病具有反复发作的特点,部分患者可找到明确的过敏原,环境和遗传等因素等对疾病的发生发展起重要作用,因此,改善环境、避免接触过敏原等是重要的预防措施。根据过敏性结膜炎的病情,将其预防可分为三级:

一级预防:针对健康人群,例如健康人群在雾霾天气中,应配戴口罩和眼镜、进入室内后及时清洁脸部,尽量做好预防工作。

二级预防:针对有过敏性结膜炎的患者,脱离过敏原是最为理想有效的预防手段(表 2-4-5),如对患者进行疾病教育,避免接触动物皮毛、经常晾晒床上用品,不接触杀虫剂、花粉和草地,停戴或更换优质的角膜接触镜和护理液等;如果患者清楚过敏原或易发病季节,则可以在发病前预防用药,如在接触过敏原或发病季节前半个月或一个月开始滴用肥大细胞稳定剂或双效作用药物,可以减少复发率或减轻发病程度。

表 2-4-5 隔离过敏原的常用方法

过敏原	隔离方法
花粉和户外真菌	在过敏季限制户外活动 在计划出行时通过网络或其他媒体关注空气中的花粉含量 在户外避免揉眼和鼻子,并及时洗手 在户外配戴贴合严密的护目镜 在车内和室内时关闭门窗,并使用空调
尘螨	枕头、床垫和被子使用防螨外罩 定期清洗床具,温度至少在 60℃ 去除或者定期清理地毯、靠垫和其他任何可能聚集灰尘的室内装饰 降低室内湿度至 35% 至 50%
动物皮屑	避免接触动物 将宠物限制在户外或不饲养宠物 室内定期吸尘以清除动物皮屑 在接触动物后避免揉眼或鼻子 在接触动物后及时洗手并更换衣物

三级预防:针对重度的过敏性结膜炎患者,除加强治疗外,需预防和减少并发症的发生。

九、预后

尽管缺乏长期的研究结果,但临床观察显示 VKC 通常在青春期后逐渐缓解或痊愈,30 岁后罕见 VKC;同样,SAC 和 PAC 也随年龄增长,其症状和体征减轻或消失;与之相反,AKC 病程较长,由于病情较重,在疾病后期可出现角膜并发症;GPC 与机械刺激有关,因此,当去除刺激因素后症状与体征可消失。

(晏晓明)

本章要点

1. 过敏性结膜炎是最常见的眼表疾病之一,分为急性和慢性两类,前者占 80%~90%、后者占 10%~20%。

2. 该病受多种因素的影响,包括年龄、性别、种族、易感因素、环境因素及家族史等。

3. 本病最常见的症状为眼痒和眼红,儿童则多表现为瞬目增加 / 揉眼。

4. 典型体征:急性者多表现为上睑结膜乳头增生和水肿;慢性者多为增生性改变,如结膜巨大乳头形成、角膜缘胶样增生等,并可伴角膜损害。

5. 诊断主要依据典型症状、体征及过敏性疾病史和家族史。

6. 治疗原则为避免接触过敏原,缓解症状,预防和减少并发症发生。

参考文献

1. Leonardi A,Castegnaro A,Valerio ALG,et al.Epidemiology of allergic conjunctivitis:clinical,appearance and treatment patterns in apopulation-based study.CurrOpin Allergy ClinImmunol,2015,15:482-488.

2. 李莹,张潇,吕岚,等 . 过敏性结膜炎的流行病学及奥洛他定滴眼液开放性多中心治疗的初步效果 . 眼科,2008,17(3):166-170.

3. 乔彤,胡义珍,张鹏举,等 . 儿童过敏性结膜炎与变应性疾病的相关性 . 中华眼视光学与视觉科学杂志,2008,10(6):468-470.

4. Key B. Allergy and allergic diseases., Part I. N Engl J Med, 2001; 344: 30-37.

5. Mimura T, Ichinose T, YamagamiS, et al. Airborne particulate matter (PM2.5) and the prevalence of allergicconjunctivitis in Japan. Science of the Total Environment, 2014, 487: 493-499.

6. J Hong, T Zhong, H Li, et al. Ambient air pollution, weatherchanges, and outpatient visitsfor allergic conjunctivitis: Aretrospective registry study. Sci Rep, 2016, 6: 23858.

7. Eom Y, Song JS, Lee DY et al. Effect of Titanium Dioxide Nanoparticle Exposure on the Ocular Surface: An Animal Study. Ocular Surface, 2016, 14(2): 224-232.

5

第五章　过敏性结膜炎的治疗

一、药物治疗

（一）抗组胺药

组胺的生物学效应是与组胺受体(H_1、H_2、H_3、H_4)相互结合而产生的，其中 H_1、H_2 和 H_4 三种受体涉及眼过敏。在眼部，组胺与 H_1 受体结合产生眼痒、眼红及水肿；与 H_2 受体结合可使血管扩张、组织充血水肿、分泌物增多、成纤维细胞增殖、黏附分子表达；与 H_4 受体结合可影响细胞因子和趋化因子释放、趋药性和黏附分子表达。抗组胺药与组胺同时竞争组胺受体，从而解除组胺引起的症状和体征，但对其他炎症因子，如前列腺素、白三烯等无作用。此类药物起效快、止痒作用强，效果通常优于肥大细胞稳定剂，特别是在过敏性结膜炎发作时期。大多数抗组胺药仅作用于 H_1 受体，部分药物可同时作用于 H_2 和 H_4 受体。

1. 全身抗组胺药　口服抗组胺药极少用于 SAC 和 PAC，可用于有眼外症状的 AKC 或严重的 VKC 患者，不过其效果不如局部用药。全身用药还可发生副作用，一些患者可出现胆碱能症状或镇静作用，并有可能引起心律失常，因此对于从事驾驶、高空作业等工作的患者应特别加以注意。如果在夜间给药，镇静作用往往是有益的，特别是对于小孩，因此，口服抗组胺药建议最好夜间睡前使用。当联合红霉素、酮康唑、伊曲康唑和醋竹桃霉素时应慎用,因为这些药物在缓解全身症状的同时可能加重眼部症状。常用口服抗组胺药有苯海拉明,扑尔敏,西替利嗪等。

(1) 苯海拉明(Diphenhydramine):临床常用的 H_1 受体阻断剂,持续作用时间较短,并有镇静作用。成人口服 25 毫克,一日 2~3 次,患有闭角型青光眼或眼内压高者禁用。常见副作用包括:滞呆、嗜睡、注意力不集中、疲乏、头晕、头昏、共济失调、恶心、呕吐、食欲不振、口干等。

(2) 扑尔敏(Chlorpheniramine):是最强的抗组胺药之一,抗组胺作用较持久,并具有明显的中枢抑制作用,对组胺刺激引起的人结膜成纤维细胞增生也有抑制作用。用法:成人每次 4mg,1~3 次 / 日。主要不良反应为嗜睡、口渴、多尿、咽喉痛、困倦、虚弱感、心悸、皮肤瘀斑、出血倾向。

(3) 西替利嗪(cetirizine):为选择性 H_1 受体拮抗剂,作用较强且持久。口服:10mg/ 次,1 次 / 日。或用西替利嗪口服滴剂,成人或 6 岁以上儿童,每次 1ml,一天一次;如出现不良反应,可改为早晚各 0.5ml。对于 2 至 6 岁儿童,每次 0.5ml,每日一次;或每次 0.25ml,每日两次。对儿童用药依从性差者,可将西替利嗪滴剂加到奶中。不良反应罕见,可有困倦及反应迟钝等。

2. 局部抗组胺药

(1) 第一代抗组胺药非尼拉敏(pheniramine)和安他唑啉(antazoline)在阻断周围 H_1 受体的同时,可通过血脑屏障,阻断中枢神经系统 H_1 受体和胆碱能受体,因而,在缓解过敏症状的同时有镇静的副作用。此类药起效快,但作用时间短,约 2 小时,对眼红无效,且烧灼感明显,很少单独应用,现多与缩血管药做成合剂。

(2) 第二代抗组胺药依美斯汀(emedastine,0.05%)和左卡巴斯汀(levocabastine,0.5%)选择性阻断周围 H_1 受体,但不能通过血脑屏障,因而无镇静的副作用。第二代抗组胺药作用更强,持续时间为3~4小时。

1) 依美斯汀(emedastine,0.05%):是目前国内唯一上市的抗组胺滴眼液,为高度选择性H_1受体拮抗剂,与H_1受体亲和力非常高,其对组胺导致的结膜血管渗透的抑制作用呈浓度依赖性,同时可抑制结膜上皮细胞释放炎症前细胞因子IL-6和IL-8。滴眼后3分钟起效,缓解过敏引起的眼痒、红肿。3岁及以上儿童、成人可安全使用。常规每日2次,给药方便,如有需要可增加至每日4次。该药作用稳定持久,且制剂中含泪膜的成分,局部舒适度高。临床上主要用于预防和治疗各种类型的过敏性结膜炎。副作用包括轻度烧灼感、刺痛感、异物感,偶有视物模糊、眼干、角膜上皮脱落,少数有头痛、乏力和皮炎。

2) 左卡巴斯汀(levocabastine,0.5%):为首个上市的新型抗组胺药,选择性抑制H_1受体,且能减少嗜酸细胞活性和浸润,从而缓解过敏症状。目前该药在美国已停用。

3. 抗组胺联合减充血剂 结膜充血是过敏性结膜炎最常见的体征,无论是轻度的SAC、PAC还是严重的VKC,充血都是患者最关注的,因此,在过敏性结膜炎的治疗中,抗组胺药常与血管收缩剂联合使用,可以取得更好的治疗效果。缩血管剂的作用机制为激活血管平滑肌上α肾上腺素能受体,使结膜血管收缩,从而减少血流、减轻水肿。

缩血管剂常与抗组胺药一起配成复方制剂,如0.025萘甲唑林(Naphazoline)/0.3%非尼拉敏(Pheniramine)滴眼液,每3~4小时1次;那素达(Naphcon-A),每日4次,可根据病情酌情减量使用。通常滴药后数分钟内起效,但长期应用可出现全身副作用、反跳性充血或药物性结膜炎[1]。其副作用包括眼灼热、刺痛及瞳孔散大,因此禁用于闭角型青光眼患者,甲状腺功能亢进、高血压、心律不齐等患者也要慎用。

（二）肥大细胞膜稳定剂

人结膜组织中的肥大细胞约 5000~6000 个 /mm³，总计约 5000 万个。肥大细胞通常位于上皮下结膜基质层和血管周围，但结膜上皮层没有肥大细胞。过敏性结膜炎时，肥大细胞增加并向浅层移动，揉眼可使肥大细胞脱颗粒。肥大细胞可依据其免疫组化表型分为两类，一类为类胰蛋白酶阳性肥大细胞（Tryptase positive Mast Cells）或 MCt 细胞，主要位于黏膜部位，如肺、小肠；另一类为类胰蛋白酶和胃促胰酶阳性肥大细胞（Tryptase and Chymasepositive Mast cells）或 MCtc 细胞，主要位于皮肤和结膜。有研究显示，VKC 患者结膜中肥大细胞数量比正常人增加60%~200%，但是以 MCtc 细胞为主。不同类型的肥大细胞对药物的反应会有所不同，因此，有研究者认为，目前临床上常用的肥大细胞稳定剂如色甘酸钠（Cromolyn 2%~4%）、洛度沙胺（Lodoxamide 0.1%）和吡嘧司特（Pemirolast）对 MCtc 细胞的作用仍有待深入研究。

肥大细胞稳定剂通过抑制细胞膜钙通道发挥作用，它可以阻止因抗原与肥大细胞膜上 IgE 结合而引起的炎症介质的释放，抑制肥大细胞释放组胺、抑制嗜酸细胞趋化因子的释放、阻止已形成介质的释放以及阻止新介质的产生，但不能缓解已经释放的组胺等所导致的症状，因而起效较慢。通常 5~7 天才起效，故对于已经有临床症状的患者治疗效果不佳，因此最好在接触过敏原之前，作为预防性用药或维持治疗使用。肥大细胞稳定剂通常没有明显的毒副作用，如病情需要，可以较长时间使用，2~4岁的小儿也可应用[2]。国内应用的产品有色甘酸钠、洛度沙胺、吡嘧司特等。

1. 色苷酸钠（cromolyn sodium）是第一个开发的肥大细胞稳定剂，通过抑制细胞内环磷腺苷磷酸二酯酶，使细胞内环磷腺苷浓度增加，阻止

Ca^+ 内流, 发挥其稳定细胞膜的作用。阻止组胺、5-羟色胺和慢反应物质等过敏介质的释放, 抑制磷脂酶 A 导致的非致敏性肥大细胞脱颗粒, 但无抗组胺和抗白三烯作用。临床疗效呈药物浓度依赖性, 常用浓度 2%~4%, 每天 4~6 次, 主要用于治疗慢性过敏性结膜炎, 有预防和维持治疗的作用。该药较安全, 滴眼后有短暂轻度刺激感或烧灼感, 长期应用可引起干眼。2~4 岁患儿可应用。

2. 洛度沙胺 (Lodoxamide)　1993 年在美国上市, 用于治疗 VKC。作用机制类似于色苷酸钠, 但阻止肥大细胞释放组胺的作用是色甘酸钠的 250 倍, 同时抑制嗜酸细胞趋化, 阻止嗜酸细胞释放各种细胞毒性蛋白, 减轻其对组织的损害。用法:0.1% 洛度沙胺, 每日 4 次, 可连续用药 3 个月, 主要用于治疗慢性过敏性结膜炎, 其对 VKC 的疗效优于色甘酸钠。成人和 2 岁以上儿童均可使用。副作用包括短暂烧灼感或刺痛, 偶尔出现角膜上皮糜烂、视疲劳、结膜水肿及过敏反应等。

3. 吡嘧司特 (pemirolast)　0.1% 吡嘧司特是肥大细胞稳定剂中新成员, 可抑制抗原诱导的炎症介质释放 (如组胺、白三烯 C4、D4 和 E4), 其作用是色苷酸钠的 100 倍, 抗过敏作用可持续至少 12 小时, 因而每天只需使用 2 次, 治疗 VKC 和 AKC 可连续使用 4 周。该药舒适性比色甘酸钠更好, 低于 5% 的患者可出现结膜充血、刺激感等症状。

（三）双效作用药物（抗组胺 / 肥大细胞稳定）

具有抗组胺 / 肥大细胞稳定双效功能制剂已成为眼部急性过敏治疗的首选药物。该类药物既可以竞争性抑制组胺与不同组胺受体（H_1、H_2 和 H_4 受体）结合, 又可以抑制肥大细胞脱颗粒, 从而达到快速控制眼痒、眼红等过敏症状和作用持续稳定的特点。通常用药后 3~5 分钟起效, 疗效可维持 8~12 小时。具有代表性的药物有奥洛他定（olopadine hydrochloride 0.1%)、氮䓬斯汀（azelastine 0.05%）、酮替芬（ketotifen 0.05%）和阿卡他定（alcaftadine 0.25%）等。

1. 奥洛他定（olopatadine hydrochloride 0.1%） 奥洛他定为 FDA 批准同时治疗过敏症状和体征的抗过敏滴眼液。体内外研究证实奥洛他定通过减少 TNF 的释放，抑制人结膜肥大细胞脱颗粒和 ICAM 的表达，对人结膜肥大细胞释放组胺、类胰蛋白酶和 PGD_2 的抑制呈剂量依赖性；奥洛他定选择性抑制 H_1 受体的活性，并具有特异性，能有效抑制组胺导致的结膜充血和水肿。

0.1% 奥洛他定为目前国内外治疗过敏性结膜炎的首选药物之一；3~5 分钟起效；疗效持续 12 小时以上；每日 2 次，患者依从性好；可用于角膜接触镜配戴者。3 岁儿童可安全使用。约不足 5% 的患者有短暂烧灼感、刺痛、眼干或异物感等。

此外，Shimura 等[3]前瞻性研究结果显示，花粉季节前使用奥洛他定滴眼液可预防性抑制眼痒、充血、分泌物、流泪以及异物感等临床症状。

2. 氮䓬斯汀（azelastine） 氮䓬斯汀是一种新结构 2,3 二氢杂萘酮的衍生物，最初用于鼻腔喷雾治疗过敏性鼻炎，于 2000 年 6 月由 FDA 批准用于治疗过敏性结膜炎。氮䓬斯汀通过阻断组胺与 H1 受体结合，快速且强效抗过敏；同时，通过稳定肥大细胞膜，抑制 Ca^{2+} 内流，防止肥大细胞脱颗粒，持久抑制过敏[4]。

临床研究显示，氮䓬斯汀在过敏早期阶段和晚期阶段中均可减少炎症细胞浸润，下调结膜上皮 ICAM-1[5]。0.05% 氮䓬斯汀滴眼液约 3 分钟起效，其作用可至少维持 12 小时。用法，每日 2 次。副作用包括味觉异常和滴眼时一过性烧灼感或刺痛感，但患者总体耐受性可达 97%[4]。

3. 酮替芬（ketotifen 0.05%） 体外实验显示酮替芬抑制人结膜肥大细胞、嗜碱细胞和中性粒细胞释放炎症因子，抑制正常人中性粒细胞

LTC4 和 LTB4 的产生和释放,以及 PAF 的产生;同时具有较强的组胺 H_1 受体拮抗作用,从而达到抗组胺和稳定肥大细胞的双重作用。酮替芬(ketotifen 0.05%)治疗过敏性结膜炎每日 4 次。滴眼后可有轻微烧灼感。

4. 阿卡他定(alcaftadine)　于 2010 年被美国 FDA 批准上市,用于治疗 2 岁以上过敏性结膜炎,是双效作用药物中唯一一个可同时拮抗 H_1、H_2 和 H_4 受体并可抑制肥大细胞释放组胺、抑制嗜酸细胞浸润结膜和晚期相免疫反应的药物[6,7]。一项多中心、双盲对照研究显示 0.25% 阿卡他定和 0.2% 奥洛他定每日一次均可同效缓解眼痒,同时,阿卡他定还可缓解结膜水肿[8]。用法:0.25% 阿卡他定滴眼液,每日 1 次。主要不良反应包括滴眼时刺激感(发生率 <4%)、烧灼感、眼红和眼痒。

5. 贝托斯汀(bepotastine)　2009 年上市,可同时拮抗 H_1 受体和抑制肥大细胞释放组胺。用法:1.5% 贝托斯汀滴眼液,每日 2 次。副作用包括眼刺激、头痛和鼻咽炎。

6. 依匹斯汀(Epinastine)　可拮抗 H_1 和 H_2 受体,同时抑制肥大细胞、中性粒细胞、嗜酸细胞释放炎性介质,减轻眼睑水肿[9]。用法:0.05% 依匹斯汀滴眼液,每天 2 次。

(四) 糖皮质激素

糖皮质激素通过与靶细胞胞浆内的糖皮质激素受体结合而发挥作用,糖皮质激素 - 受体复合物形成后,移行入细胞核,直接作用 mRNA,调节炎症反应的特异性蛋白合成。在细胞水平,糖皮质激素减少中性粒细胞在炎症部位的聚集,但并不直接稳定肥大细胞和抑制组胺释放,而是通过抑制肥大细胞增殖和聚集,从而调节肥大细胞的反应。糖皮质激素还可以减少嗜酸性粒细胞的数量,抑制磷脂酶 A2,从而阻止花生四烯酸及其代谢产物的产生,减轻炎症反应。

1. 常用的糖皮质激素滴眼液

（1）1% 泼尼松龙（prednisolone）　泼尼松龙有醋酸盐和磷酸盐两种形式，其中醋酸泼尼松龙的抗炎效果更好。在现有的糖皮质激素滴眼液中 1% 醋酸泼尼松龙的眼内穿透力和抗炎作用最强。

（2）0.1% 地塞米松（dexamethasone）　分为醇型地塞米松和磷酸盐地塞米松，研究显示醇型地塞米松的效果优于磷酸盐地塞米松。地塞米松为长效激素，其抗炎作用与泼尼松龙相当。在所有激素类眼药中，地塞米松滴眼液最容易发生眼压升高，其发生率与药物浓度、使用频率和时长明显相关。一般情况下，局部应用 0.1% 地塞米松滴眼液 2 周不会出现眼压升高，但对于敏感人群如高度近视、儿童或有青光眼家族史者可能用药几天即可发生眼压升高，因此，应用过程中需密切监测眼压。

（3）0.1% 或 0.02% 氟米龙（fluorometholone）　包括醇型氟米龙和醋酸氟米龙，其中，醋酸氟米龙抗炎作用更强。研究显示，对于中度炎症，0.1% 醋酸氟米龙与 1% 醋酸泼尼松龙的抗炎作用相同，但醇型氟米龙的抗炎作用不如醇型地塞米松和醋酸泼尼松龙。氟米龙滴眼液长期应用也可导致眼压升高，但发生的强度和频率明显低于地塞米松和泼尼松龙。

（4）氯替泼诺（leteprednol）　为人工合成的泼尼松龙衍生物，与其他糖皮质激素不同，其结构在 20 位的酮基被酯基取代，因而具有高脂溶性、细胞穿透力强，滴眼后药物易聚集于角膜，房水和虹膜睫状体内也可以检测到该药物，从而达到治疗眼部炎症的目的。同时，氯替泼诺可很快被普遍存在于组织内的酯酶水解为无活性的羧酸代谢物，极易排出体外。局部滴眼后，药物在角膜内即发生代谢，所以房水浓度极低。临床常用 0.2% 或 0.5% 氯替泼诺。长期应用该药也可致眼压升高，但发生率低于泼尼松龙；也可导致白内障形成、继发眼部感染、伤口愈合延迟等，角巩膜变薄者使用该药可导致穿孔。

（5）利美索龙（rimexolone）　为泼尼松龙的衍生物,其与糖皮质激素受体结合的能力分别是地塞米松的 2 倍和泼尼松龙的 10 倍,1% 利美索龙的抗炎作用与 1% 泼尼松龙相当,由于其在体内的代谢产物无生物活性,因此不良反应相对较少,引起眼压升高的发生率及程度低于 1% 泼尼松龙和 0.1% 地塞米松,与 0.1% 氟米龙相当。

2. 不同类型过敏性结膜炎治疗中激素的应用　对于过敏性结膜炎,糖皮质激素的应用原则包括:①局部用药为主;②尽早、足量应用,迅速抑制炎症;③适时评估病情,根据需要调整药物剂量;④逐渐减量,避免突然停药。

具体应用时,选择何种药物、何种浓度、用药频率、停药时间等需依据病情的严重程度决定。对于 SAC 或 PAC 仅用于对其他常规治疗无效或病情严重的患者;对 VKC 和 AKC 患者,通常需糖皮质激素联合免疫抑制剂治疗,应避免长时间应用,并密切观察眼压变化。原则上疗程不应超过3 周,同时对眼压升高的易感人群,如儿童、高度近视或有青光眼家族史的患者要密切观察,以免引起白内障、青光眼、单疱病毒感染、真菌感染及角膜上皮愈合延迟等并发症。

根据美国眼科协会结膜炎指南 PPP 中有关过敏性结膜炎糖皮质激素使用原则及笔者多年临床经验,建议:

（1）对于季节性和常年性过敏性结膜炎,激素仅用于经常规抗过敏治疗症状无改善的患者,应采用低剂量、低浓度给药方法,如 0.1% 氟米龙或 0.5% 氯替泼诺,每天 2~3 次,共用 1~2 周。

（2）对于 VKC 或 AKC 的急性加重患者,必须首先使用糖皮质激素滴眼液治疗,可用 0.1% 地塞米松或 1% 泼尼松龙点眼 1 周,每天 4 次,逐渐减量,一般用药 2~3 周停药;VKC 可能需要重复局部糖皮质激素的短期治疗。对于病情严重的难治性患者,Allansmith 建议短期局部激素冲击治疗,如 0.1% 地塞米松或 1% 泼尼松龙点眼 1 周,每天 8 次,然后几天至几周内逐渐减量至停药[10]。

对上述治疗无效的顽固性或严重的 VKC 可行上睑板结膜下(Sub-Tarsal Conjunctival Injection of Steroid Suspension)注射曲安奈德 5~10mg,或地塞米松 2mg,可使结膜充血减轻、乳头变小和减少。为减少并发症的发生,要避免重复注射,10 岁以下儿童慎用。对于个别严重 VKC 患者,由于睑结膜下注射激素困难或角膜上皮缺损,可短时间口服糖皮质激素治疗。严重威胁视力的 AKC 患者,需全身使用免疫抑制剂治疗,对于 AKC 患者,在应用局部激素时还要注意发生角膜溶解的风险。

(3) GPC:一项对 220 例角膜接触镜相关的 GPC 进行的多中心、双盲对照研究显示,局部应用 0.5% 氯替泼诺每日 4 次,共 6 周,可减少睑结膜乳头、减轻眼痒,提高对角膜接触镜的耐受性,少数患者眼压升高,因此不建议 GPC 患者长期应用[11]。

3. 鼻内糖皮质激素(intranasal corticostroids,INSs)应用对过敏性结膜炎的作用 研究发现,INSs 在治疗过敏性鼻炎的同时也缓解眼过敏症状,其可能的作用机制为 INSs 直接经鼻泪道到达眼部;减轻鼻泪道炎症使过敏原易于清除;或鼻泪道炎症的减轻使过敏期间的过度反射性神经活动恢复正常。对十项随机对照研究的 meta 分析表明,糠酸莫米松喷剂在治疗过敏性鼻炎的同时可有效缓解眼过敏症状[12],并没有增加青光眼和白内障等眼部并发症。

(五)非甾体类抗炎药物(Nonsteroidal anti-inflammatory drugs,NSAIDs)

与糖皮质激素不同,NSAIDs 的结构不含甾体环,大多数 NSAIDs 的作用机制是抑制环氧化酶,从而阻断花生四烯酸形成前列腺素

(Prostaglandins, PG),尤其是 PGD_2 的产生及嗜酸性粒细胞的趋化等,对缓解眼痒、结膜充血、流泪等眼部症状及体征均显示出一定的治疗效果,另外 NSAIDs 还可减少激素的使用剂量。某些 NSAIDs(如双氯芬酸)对花生四烯酸的脂氧合酶代谢途径也有抑制作用并参与炎症的血管内皮细胞的状态、白细胞黏附分子的表达等的调节,此外对外周及中枢神经元直接作用产生镇痛效果,但其抗过敏作用比糖皮质激素弱,甚至不如抗组胺药[2],并对眼表有刺激性,长期应用对角膜上皮有一定的毒性。

国内现有的 NSAIDs 滴眼剂有双氯芬酸钠、普拉洛芬、溴芬酸钠等,通常用药为每天 2~4 次。

(1) 双氯芬酸(diclofenac):其抑制环氧化酶的作用比其他 NSAIDs 强,并具有抑制脂氧合酶的作用,还可以降低人眼角膜知觉,减轻角膜疼痛。研究显示,0.1% 双氯芬酸钠滴眼液每日 4 次,治疗 2 周,可有效缓解急性季节性过敏性结膜炎的眼痒和结膜充血[13],其疗效与 0.5% 酮洛酸氨丁三醇(ketorolac)相当[14]。

(2) 普拉洛芬(pranoprofen):其抗炎、解热作用平和,Li 等[15]对比 0.1% 氟米龙和 0.1% 普拉洛芬治疗 75 例慢性过敏性结膜炎,结果证实氟米龙和普拉洛芬均能有效治疗慢性过敏性结膜炎,但是氟米龙能较快缓解患者的症状和体征,且对年轻患者的效果更显著。因此,对于激素敏感者或出现明显副作用的患者,可选用普拉洛芬治疗,用法为每日 4 次。

(3) 溴芬酸钠(bromfenac):溴芬酸钠在苯环 4 位碳上比其他 NSAIDs 多一个溴原子,从而使其脂溶性增加、眼内通透性增强,故对环氧化酶的抑制作用和抗炎镇痛效果明显提高。用法为 0.1% 溴芬酸钠滴眼液,每日 2 次。

(4) 酮咯酸氨丁三醇(Ketorolac):酮洛酸氨丁三醇是唯一被美国 FDA 批准用于缓解季节性过敏性结膜炎眼痒症状的 NSAIDs,可抑制环氧化酶,阻断 PG 合成。研究显示[16],与安慰剂相比,0.5% 酮洛酸氨丁三醇滴眼液可以有效缓解过敏性结膜炎的炎症、眼痒、水肿、烧灼感、异物感和畏光。用法:0.5% 酮洛酸氨丁三醇滴眼液每次 1 滴,每日 4 次。

(5) 奈帕芬胺(Nepafenac):奈帕芬胺是一种非甾体类抗炎前体药物,经眼局部给药后,可迅速穿过角膜,并在眼组织水解酶的作用下转化为活性药物成分氨芬酸。氨芬酸是一种非甾体类抗炎药物,通过抑制环氧化酶的活性而抑制前列腺素的合成。奈帕芬胺的角膜通透性是双氯芬酸的 4 倍、溴芬酸钠的 19 倍、酮洛酸的 28 倍。用法:每日 3 次,每次 1 滴,用前摇匀。其最常见不良反应为点状角膜炎、异物感、睑缘结痂,发生率为 0.2%~0.4%。

(六) 免疫抑制剂

目前眼科可用于抗过敏的局部免疫抑制剂主要有环孢素 A(cyclosporin A,CsA) 和他克莫司(Tacrolimus,FK506)。虽然两者的化学结构大不相同,但都是通过抑制 T 细胞内的钙调神经磷酸酶来抑制 IL-2 的生成,以及控制细胞免疫系统,因此也被称为钙调神经磷酸酶抑制剂。CsA 特异性识别 T 细胞胞浆中的环亲和素(cyclophilin,CyP),并与之结合形成复合物,而 FK506 则通过直接与 T 淋巴细胞内的相应受体(FK506 binding protein,FKBP)结合形成复合体,从而发挥免疫抑制效果。由于免疫抑制剂的低水溶性和亲脂性,使其角膜穿透性较差,限制了临床应用范围。

(1) CsA:一项对 156 例儿童 VKC 局部应用 CsA 的长期应用研究(2~7 年观察)显示,1% 或 2% CsA 滴眼液每天 2-4 次可有效治疗 VKC,且没有明显全身毒副作用[17]。另一项研究显示 2% CsA 治疗 VKC 大约在 2 周可达到治疗效果[18]。虽然局部应用 CsA 可以很快控制 VKC 的局部炎症及减少激素的使用量,但在停药 2~4 月后炎症往往复发。局部应用

CsA 的主要副作用是刺激感、流泪、充血、异物感等,罕见细菌和病毒感染,无明显全身不良反应。

(2) FK506:体外研究表明 FK506 的免疫抑制作用是 CsA 的 10~100 倍。此外,FK506 还可抑制肥大细胞释放组胺,通过上述机制缓解过敏症状。实验研究发现,在过敏性结膜炎发作前局部应用 FK506,可以减轻过敏性结膜炎的发生及抑制肥大细胞脱颗粒。

一项大样本前瞻性研究[19],结果显示 1436 名伴有增生性病变的难治性过敏性结膜炎的患者(包括 VKC 和 AKC),入组前经常规抗过敏药和 / 或局部类固醇和 / 或局部环孢素治疗,疗效不佳。之后所有患者均接受 FK506 每日 2 次治疗,治疗 1 个月后患者体征和症状评分显著降低,巨乳头和角膜病变明显减少,并且约 50% 的患者不再依赖局部激素。

眼局部应用 FK506 副作用少,可有轻度结膜充血、一过性烧灼感等。必须注意,长期使用免疫抑制剂可能增加机会性感染的几率,个别患者眼压会升高。

二、手术治疗

手术适应证:①用其他方法治疗无效的顽固性或严重 VKC;②严重并发症者。

常用方法

1. 冷冻治疗 可以减少炎症细胞和炎症介质释放,从而使得病情在一段时间内得到缓解。冷冻治疗常用于上睑结膜,温度在 -80~-30℃,持续 30 秒。冷冻治疗可以重复使用 2~3 次,每次间隔一周。该手术可因瘢痕形成导致眼睑位置及泪膜异常,尽量避免应用。

2. 手术切除上睑巨大乳头可迅速缓解症状,但仍可能复发。

3. 睑缘缝合,用于顽固性盾形角膜溃疡。

4. 角膜清创或浅层角膜切除联合羊膜覆盖术,用于治疗顽固性盾形角膜溃疡,促进角膜上皮修复。

5. 黏膜移植及穹隆部再造术可用于结膜纤维化及睑球粘连者。

6. 角膜移植可用于 VKC 和 AKC 出现严重的角膜并发症危害视力者。

三、其他治疗

1. 局部冷敷 3~4 次 / 日,1~3 周,可有效减轻局部不适症状,同时应告知患者将药物(除色甘酸钠滴眼液)置 4℃冰箱保存。

2. 由于过敏性结膜炎患者 60%~80% 伴随干眼,所以抗过敏治疗的同时常联合人工泪液,以缓解干眼症状。同时,人工泪液可中和泪液的 pH 值、稀释或冲刷过敏原及炎性介质,有利于过敏的治疗。无禁忌证,适用于所有过敏性结膜炎,应尽量选择无防腐剂或低毒性防腐剂的人工泪液。

3. 建议患者避免揉眼,以减少肥大细胞脱颗粒及角膜上皮损害。

4. 绷带镜或加压包扎:用于盾形角膜溃疡者。

四、治疗进展

1. 脱敏疗法 皮下注射脱敏疗法主要用于治疗过敏性鼻炎和过敏性哮喘,并能改善过敏性鼻结膜炎的结膜炎症状。舌下特异性免疫疗法(sublingual immunotherpy,SLIT)将过敏原 - 草制成的片剂舌下含服,是一种安全有效的过敏性鼻炎的脱敏疗法,有研究显示 SLIT 可有效缓解过敏性鼻结膜炎患者的眼部症状。

2. 选择性　糖皮质激素受体激动剂(selective glucocorticoid receptor agonists,SEGRAs)SEGRAs 是作用于的糖皮质激素受体不同位点的一类药物。糖皮质激素通过两种途径发挥作用:即基因组效应(与胞浆的糖皮质激素受体相互作用,最后与基因组相作用)和非基因组效应(作用于细胞膜),前者是最重要的途径,该途径又分为转录抑制(抑制调节蛋白的合成)和转录激活(诱导调节蛋白的合成)两种方式。研究表明,糖皮质激素的抗炎作用主要由转录抑制介导,而转录激活与其副作用相关,该机制可能激发小梁网外流通道细胞外基质堆积,从而导致激素性眼压升高。事实上,已经合成的 SEGRAs 类药物与传统的糖皮质激素类药物相比,主要具有转录抑制作用而转录激活则被抑制,因而副作用减少。用于治疗眼过敏的 SEGRAs 类药物尚处于研究阶段。

3. Toll 样受体(Toll-like receptors,TLRs)　角结膜具有 TLRs,许多免疫细胞,包括肥大细胞和嗜酸细胞都表达 TLRs,因此下调 TLRs 信号通路有可能发挥抗过敏效应。

本章要点

过敏性结膜炎是一种多因素的常见疾病,其复杂的免疫机制限制了治疗药物的发展。现有的药物主要针对不同的免疫介质和受体来缓解症状。局部治疗是过敏性结膜炎最主要的给药方式,抗组胺和双效作用药物最常用,病情严重者需给予糖皮质激素和免疫抑制剂,以阻止并发症发生。

(晏晓明)

参考文献

1. Bielory L, Lien KW, Bigelsen S. Efficacy and tolerability of newer antihistamines in the treatment of allergic conjunctivitis. Drugs, 2005, 65:215-228.

2. Lbelson MB, Shetty S, Korchak M, et al. Advances in pharmacotherapy for allergic conjunctivitis. Expert Opin.Pharmacother, 2015, 16(8):1-9.

3. Shimura M, Yasuda K, et al. Pre-seasonal treatment with topical olopatadine suppresses the clinical symptoms of seasonal allergic conjunctivitis. Am J Ophthalmol, 2011, 151(4):697-702.

4. Williams PB, Crandall E, Sheppard JD. Azelastine hydrochloride, a dual-acting anti-inflammatory ophthalmic solution, for treatment of allergic conjunctivitis. Clin Ophthalmol, 2010, 7;4:993-1001.

5. Ciprandi G, Cosentino C, Milanese M, et al. Rapid anti-inflammatory action of azelastine eyedrops for ongoing allergic reactions. Ann Allergy Asthma Immunol, 2003, 90(4):434-8.

6. Gallois-Bernos AC, Thurmond RL. Alcaftadine, a new antihistamine with combined antagonist activity at histamine H_1, H_2, and H_4 receptors. J Receptor, Ligand, Channel, 2012, 5:9-20.

7. Ono SJ, Lane K. Comparison of effects of alcaftadine and olopatadine on conjunctival epithelium and eosinophil recruitment in a murine model of allergic conjunctivitis. Drug Design Develop Ther, 2011, 5:77-84.

8. Ackerman S, D'Ambrosio FD, Greiner JV, et al. A multicenter evaluation of the efficacy and duration of action of alcaftadine 0.25% and olopatadine 0.2% in the conjunctival qllergen challenge model. A Asthma and Allergy, 2013, 6:43-52.

9. Pacharn P, Vichyanond P. Immunomodulators for conjunctivitis. CurrOpin Allergy Immunol, 2013, 13:550-557.

10. Abelson MB. Allergic Diseases of the Eye. The United States of America. W.B. Saunders Company, 2001:p220.

11. Asbell P, Howes J. A double-masked, placebo-controlled evaluation of the efficacy and

safety of loteprednoletabonate in the treatment of giant papillary conjunctivitis. CLAO J, 1997,23:31-36.

12. Bielory L,Chun Y,Bielory BP,et al.Impact of mometasonefuroate nasal spray on individual ocular symptoms of allergic rhinitis:a meta-analysis. Allergy,2011,66:686-93.

13. Laibovitz RA,Zimmermann KE,Friley CK. A placebo-controlled trial of 0.1% diclofenac ophthalmic solution in acute seasonal allergic conjunctivitis. Invest Ophthalmol Vis Sci, 1994,35:179.

14. Tauber J,Raizman MB,Ostrov C,et al. A multicenter comparison of the ocular efficacy and safety of diclofenac 0.1%solution with that of ketorolac 0.5% solution in patients with acute seasonal allergic conjunctivitis. J Oculpharmacol Ther,1998,14:137.

15. Li Z,Mu G,Chen W,et al. Comparative evaluation of topical pranoprofen and fluorometholone in cases with chronic allergic conjunctivitis.Cornea,2013,32(5):579-582.

16. Tinkelman D,RuppG,Kaufman H,et al. ketorolac tromethamine 0.5% ophthalmic solution in the treatment of seasonal allergic conjunctivits:a placebo-controlled clinical trial. SurvOphthalmol,1993,38:133.

17. Pucci N,Caputo R,Mori F,et al.Long-term safety and efficacy of topical cyclosporine in 156 children with vernal keratoconjunctivitis.Int J Immunopathol Pharmacol,2010,23 (3):865-871.

18. Pucci N,Novembre E,Cianferoni A,et al.Efficacy and safety of cyclosporine eyedrops in vernal keratoconjunctivitis.Ann Allergy Asthma Immunol,2002,89(3):298-303.

19. FukushimaA,OhashiY,Ebihara N,et al. Therapeutic effects of 0.1% tacrolimus eye drops forrefractory allergic ocular diseases with proliferativelesion or corneal involvement. Br JOphthalmol,2014,98(8):1023-1027.

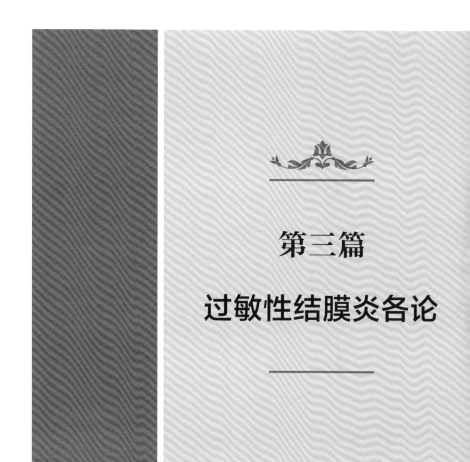

第三篇

过敏性结膜炎各论

6 第六章 季节性和常年性过敏性结膜炎

一、概述

(一) 定义

季节性过敏性结膜炎(seasonal allergic conjunctivitis,SAC)和常年性过敏性结膜炎(perennial allergic conjunctivitis,PAC)是由Ⅰ型超敏反应引起的眼部超敏性疾病,SAC多在春秋季发病,PAC多常年存在,两者以眼痒、流泪和结膜充血为主要临床特征[1]。SAC和PAC大约占过敏性结膜炎的90%以上[2],是眼科最为常见的眼部急性过敏性疾病。虽然大多数SAC和PAC病情相对较轻,但由于其症状明显和发病率较高,仍然可对患者的生活质量造成很大的影响,导致其日常活动受限、工作和学习效率下降,甚至会造成经济影响[2]。

(二) 流行病学

文献中对SAC和PAC的发病率报道不一,但在人群中至少约有15%~20%的人发病[3,4]。不仅如此,在过去的几十年中,过敏性疾病的发病率逐年升高[4],约50%的过敏人群可表现出眼部症状。有学者指出,眼部过敏常被其他系统性过敏所掩盖,因此存在诊断不足,这会进一步影响对SAC和PAC发病率的调查。目前国内尚无SAC和PAC的大规模流行病学研究。

二、病因

(一) 过敏原

SAC 和 PAC 由环境中的过敏原引起。

不同地域引起 SAC 的过敏原差异可以很大,但主要以存在于户外的过敏原为主,包括树木、草等植物的花粉以及存在于户外的真菌孢子等[2]。由于 SAC 的过敏原呈季节性释放,SAC 的发病亦呈现季节周期性,多数发生于春秋两季。

引起 PAC 的过敏原主要存在于室内生活环境中,包括尘螨、动物皮屑、昆虫和存在于室内的真菌孢子等。因此 PAC 更易全年发病,部分病人会有季节性加重[5]。

(二) 环境污染对过敏性疾病的影响

近年来,全球气候变暖及空气污染加重,有学者提出,这可能加大人群接触季节性过敏原的几率[5]。气候变暖可增加空气中花粉的浓度,可能对诸如哮喘、过敏性鼻炎和过敏性结膜炎等过敏性疾病产生不利影响[6]。多项研究显示,吸烟、燃料燃烧和雾霾等原因造成的空气污染均可能加重过敏性鼻炎／结膜炎。近年来城市中逐渐恶化的雾霾现象,可能导致原本就存在的过敏性结膜炎进一步加重[7]。日本一项研究提示PM2.5 可能是导致非过敏季节过敏性结膜炎患者就诊数量增加的原因之一[8]。国内亦有研究显示,大气污染(诸如二氧化氮和臭氧)和气温变化也可能会使过敏性结膜炎加重[9]。

三、发病机制

SAC 和 PAC 为 IgE 介导的 I 型超敏反应。当患者第一次接触过敏原后,体内即产生抗原特异 IgE 免疫球蛋白,IgE 与肥大细胞(mast cell,MC)结合,这一过程称为致敏,此时患者并无过敏症状。当患者再次接触过敏原时,过敏原与 IgE 致敏的 MC 结合,MC 被激活发生脱颗粒,立即引发过敏反应。在这一过程中,MC 脱颗粒发挥了关键作用,根据下游效应发生的时间分为早发阶段和迟发阶段[2](图 3-6-1)。

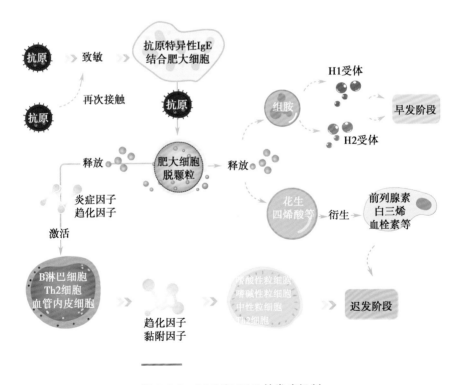

图 3-6-1　SAC 和 PAC 的发病机制

（一）早发阶段

肥大细胞脱颗粒可释放组胺，组胺与位于结膜细胞上的组胺受体（H1 和 H2 受体）结合。和 H1 受体结合可导致结膜血管扩张、血管通透性增加，迅速产生剧烈痒感、充血、水肿和流泪等症状。与 H2 受体结合可使结膜细胞释放花生四烯酸和白三烯，刺激黏液产生并增加血管通透性。这些反应在接触过敏原后即刻发生，持续时间为 20~30 分钟[4,5]。

（二）迟发阶段

肥大细胞脱颗粒可以触发一系列炎症与免疫反应，这一阶段以结膜组织中出现各种炎症细胞浸润为主要特征。肥大细胞释放花生四烯酸，并由此衍生出前列腺素、白三烯和血栓素。肥大细胞还可以释放细胞因子和趋化因子，诱导 B 淋巴细胞、Th2 细胞的产生；激活血管内皮细胞，释放出趋化因子和黏附因子，进一步诱导嗜酸性粒细胞、嗜碱性粒细胞、中性粒细胞和 Th2 细胞向结膜组织浸润。迟发阶段在过敏反应开始后 3~12 小时出现，可持续 24 小时[2,5]。PAC 中常年存在的症状即与 MC 的长期活化和 Th2 细胞浸润有关[5]。

四、临床表现

（一）症状

SAC 和 PAC 最为突出的临床症状为眼痒。患者会主诉明显的眼痒感，甚至可达到剧烈不可忍耐的程度，同时还可伴有眼部烧灼感、流泪和眼干等不适。通常无视力下降。由于患者常年接触过敏原，PAC 的症状可较

SAC 轻微,但是眼痒仍然为最核心的症状。

SAC 和 PAC 的病人常同时存在干眼症状[10]。眼部过敏和干眼常相互作用,相互加重。干眼患者泪液分泌减少,泪膜分布不均,导致过敏原在眼表蓄积。另外,长期眼部过敏可影响结膜杯状细胞功能,同时由于过敏产生了各类炎症因子,均可加重干眼[10]。

(二) 体征

1. SAC 典型的体征为轻度结膜充血、浆液性或黏液性分泌物和球结膜 / 眼睑水肿。

(1) 结膜充血:结膜常呈淡粉色外观(图 3-6-2),充血主要位于睑裂区,这可能与睑裂区结膜与空气(过敏原)接触有关。

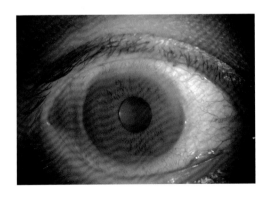

图 3-6-2　球结膜充血

(2) 结膜乳头滤泡:睑结膜面可见细小滤泡乳头,乳头多位于穹窿部(图 3-6-3)。

(3) 浆液性分泌物:分泌物多为透明浆液性,有一定黏性,可拉丝,这是过敏性结膜炎分泌物的特点。

(4) 球结膜水肿:球结膜仅有轻度充血,因此当出现球结膜水肿时,

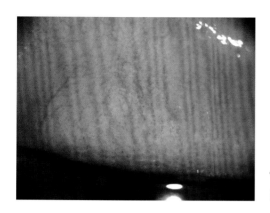

图 3-6-3　睑结膜细小乳头

结膜可呈"牛奶样"外观,称之为"白色水肿"(图 3-6-4),球结膜水肿在揉眼后可明显加重,甚至脱出睑裂。

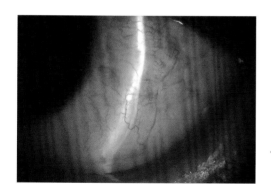

图 3-6-4　球结膜水肿

(5) 角膜小凹:结膜水肿十分严重时,可影响泪膜在眼表的分布,产生或加重干眼症状,并可导致角膜小凹,此时视力可有不同程度下降。除此以外,在 SAC 和 PAC 中,角膜极少受累[4]。

2. PAC　PAC 体征与 SAC 基本相同,但程度更轻,结膜血管纹理欠清,睑结膜面可见细小乳头,分泌物更为黏稠,可拉丝[5]。

（三）病史

SAC 和 PAC 常双眼发病,可见于各个年龄的人群,但有研究显示,SAC 和 PAC 更易在青年人,尤其是儿童中发生[11,12]。同时,SAC 和 PAC 的患者可能有过敏性疾病的全身疾病史或家族史,如哮喘、过敏性鼻炎等。

SAC 和 PAC 临床表现相近,二者区别在于过敏原种类、接触过敏原的时间及发病时间不同。

五、诊断

（一）诊断依据

通常根据季节性出现或者常年存在的眼痒症状、典型的临床体征和全身过敏病史 / 家族史(如过敏性鼻炎和哮喘)即可做出临床诊断。眼痒是最为重要的临床表现,若患者没有明显的痒感,则应排除其他疾病。

（二）实验室检查

结膜印记细胞学或结膜刮片可以辅助临床医生诊断 SAC 和 PAC。正常结膜组织中通常无嗜酸性粒细胞,因此通过结膜印记细胞学或者结膜刮片发现特征性的嗜酸性粒细胞将可明确诊断 SAC 和 PAC,但只有大约 25%SAC 和 PAC 的患者在细胞印记学的检查中可发现嗜酸性粒细胞[5],因此,实验室检查结膜嗜酸性粒细胞阴性并不能否定 SAC 和 PAC 的诊断。

六、鉴别诊断

即使患者存在典型的症状,SAC 和 PAC 仍需和其他常见的眼表疾病进行鉴别。

(一)睑缘炎

睑缘炎和 SAC/PAC 均可有眼痒、眼红和反复发作的临床特点,两者常需要进行鉴别。眼痒发生的位置是鉴别的要点。睑缘炎的眼痒多位于睑缘,尤其是睫毛根部,而 SAC/PAC 的眼痒位置弥散不易确定。除此以外,睑缘炎具有睑缘充血、肥厚、睑板腺功能障碍、睫毛根部鳞屑等表现,部分患者甚至可在睫毛根部查出有蠕形螨寄生。因此,对于常规抗过敏治疗效果不佳,或病情反复的 SAC/PAC 患者,需考虑睑缘炎,甚至蠕形螨睑缘炎的存在。

(二)病毒性结膜炎

当患者结膜感染病毒后,可出现眼红和流泪的症状。病毒性结膜炎可双眼同时或先后发病,结膜充血较 SAC/PAC 更为明显,主要以滤泡多见,而乳头少见;结膜分泌为大量水性分泌物,无黏性,部分病人可伴有耳前淋巴结的肿大等,这些特点均可和 SAC/PAC 进行鉴别。

(三)干眼

干眼和 SAC/PAC 均是常见的眼表疾病,同样有眼痒、流泪的症状和泪膜稳定性下降的体征,在临床上常需对两种疾病进行鉴别。干眼患者的眼痒症状通常程度较轻,仅偶尔存在,眼痒部位可能多数位于鼻侧球结膜或者内眦处,而 SAC/PAC 患者眼痒程度较重,持续存在,眼痒部位可以局限或者弥散,通过冰敷可以缓解,当然,少部分患者两种病症可同时存在。

(四) 其他类型过敏性结膜炎

其他类型的过敏性结膜炎,诸如春季卡他性角结膜炎(vernal keratoconjunctivitis,VKC)也存在剧烈眼痒、球结膜充血和睑结膜乳头等临床表现,需要和 SAC/PAC 鉴别。通常 VKC 多见于青少年男性,眼痒程度较 SAC/PAC 更为剧烈,睑结膜乳头更为粗大(上睑尤为明显),呈铺路石样改变,并且可累及角膜缘,或伴有角膜病变,这些特点均可与 SAC/PAC 进行鉴别。

七、治疗

SAC 和 PAC 的治疗主要针对 IgE 介导的 I 型超敏反应的发病过程中的各个环节,以阻断 SAC 和 PAC 眼部症状和体征的发生,分为非药物治疗和药物治疗。

(一) 非药物治疗

1. 避免接触过敏原　避免接触过敏原是治疗眼部过敏疾病最基础、最首要的治疗方法。即使无法完全与过敏原隔离,仍应采取各种方法尽量避免与之接触。SAC 的主要过敏原为花粉,因此在花粉传播的季节应避免户外活动,户外活动时采取适当方法遮掩眼部和口鼻,户外活动后洗手、淋浴和更衣[2,5]。PAC 的主要过敏原为尘螨和动物皮屑,常年存在于生活环境中,因此,隔离过敏原更为重要,可以定期更换清洗床上用品,避免饲养宠物等[2,5]。

2. 冷敷　冷敷能够促进结膜血管收缩,刺激冷受体,有效缓解眼痒。同时冷敷对减轻眼睑和结膜水肿也有一定帮助。因此,所有治疗的药物(除色甘酸钠)皆可置于冰箱内 4℃冷藏,凉爽的药液可在一定程度减轻眼痒与不适症状。

(二) 药物治疗

目前用于治疗 SAC 和 PAC 的主要药物有血管收缩剂、组胺受体拮抗剂、肥大细胞稳定剂、双效作用制剂、非甾体类抗炎药和糖皮质激素,分别作用于过敏反应的不同环节。

上述药物以眼部用药为主,当合并其他系统症状,如过敏性鼻炎或哮喘时,可根据病情全身使用组胺受体拮抗剂如氯雷他定。症状和临床表现消失后,眼局部用药以原剂量维持用药两周。SAC 和 PAC 具有易复发的特点,如果停药后病情复发,可继续用药。具体药物见表 3-6-1。

表 3-6-1　SAC 和 PAC 的治疗药物及分级治疗方案

	药物	作用机制	常见药品
轻度	局部血管收缩剂	收缩结膜血管,减轻结膜水肿和充血	萘甲唑啉,氧甲唑啉
	组胺受体拮抗剂	拮抗组胺和靶细胞受体结合	依美斯汀
	肥大细胞稳定剂	减少肥大细胞脱颗粒,降低组胺释放	色甘酸钠,吡嘧司特钾
中度	双效作用制剂	拮抗组胺和靶细胞受体结合稳定肥大细胞	奥洛他定、氮䓬斯汀
	非甾体类抗炎药物	抑制前列腺素和血栓素的合成	双氯芬酸钠,普拉洛芬,溴芬酸钠
重度	糖皮质激素	抑制花生四烯酸和前列腺素的合成等	氯替泼诺,氟米龙醋酸泼尼松,地塞米松

1. 轻、中度 SAC/PAC　对于病情较轻的患者,可使用组胺受体拮抗剂,如 0.05% 依美斯汀滴眼,每日 2~4 次[13]。为缓解眼部充血症状,可使用萘甲唑林等局部血管收缩剂每日 4 次,但长期使用可导致结膜充血加重和炎症的复发,且对于严重病例无效,因此不应长期使用[5,13]。

多数情况下,治疗 SAC 和 PAC 还需要联合肥大细胞稳定剂,如 2% 色甘酸钠(每日 2~4 次)或 0.1% 吡嘧司特钾(每日 2 次)等。需要注意的是,单独使用肥大细胞稳定剂治疗急性期 SAC 和 PAC 效果并不理想,因为此类药物只能阻止肥大细胞继续脱颗粒,而对已经释放出来的炎症介质如组胺无效,所以起效慢,因此应与组胺受体拮抗剂联合使用。

奥洛他定和氮䓬斯汀等双效作用药物兼具组胺受体拮抗剂和肥大细胞稳定剂双重作用,因此,对于轻度 SAC 和 PAC,使用每日双效作用制剂即可起到迅速持久地疗效。可使用 0.2% 盐酸奥洛他定每日 1 次,或 0.1% 盐酸奥洛他定每日 2 次[13,14];或 0.05% 氮䓬斯汀滴眼液,每日 2 次。

2. 重度 SAC/PAC　除了组胺受体拮抗剂、肥大细胞稳定剂或双效作用制剂外,可酌情加用非甾体类抗炎药。目前国内应用于眼部的 NSAIDs 制剂主要有双氯芬酸钠、溴芬酸钠和普拉洛芬,这类药物没有形成白内障和升高眼压的副作用,每日可使用 2~4 次。

当上述药物治疗均不能控制病情时,可考虑短期使用糖皮质激素治疗(2 周左右)[13]。常用的局部制剂有 0.5% 氯替泼诺、0.1% 或 0.02% 氟米龙,每日 2~4 次,可有效控制眼痒症状,改善体征。用药时应遵循短期足量原则,当病情得到有效控制时,应逐渐减量,以减少高眼压和白内障的发生;同时用药期间应定期随访,并嘱患者严禁自行长期使用糖皮质激素治疗,尤其是对儿童患者,宣教家长避免自行用糖皮质激素眼药十分重要。

3. 人工泪液　使用人工泪液可以冲刷眼表沉积的过敏原和炎症因

子,减少其对眼表的刺激。不仅如此,人工泪液可以隔离过敏原与眼表接触。尽管缺乏循证证据,现有治疗方法中仍推荐将冷藏的、无防腐剂或低毒性防腐剂的人工泪液作为 SAC 和 PAC 的辅助治疗[2]。可选用的人工泪液包括玻璃酸钠、聚乙二醇、羧甲基纤维素钠等,用法每日 3~4 次。

4. 预防　SAC 具有季节周期性发作的特点,因此当患者能够了解自己的发病季节时,可在过敏季到来前 2~3 周,提前使用肥大细胞稳定剂或双效作用制剂进行预防[14],能够有效减轻甚至消除过敏症状。可选择的药物有 0.1% 盐酸奥洛他定、0.05% 氮䓬斯汀、0.1% 吡嘧司特钾每日 2 次,或 0.2% 盐酸奥洛他定每日 1 次。

八、典型病例

患者为 16 岁女性,主诉"双眼反复眼痒伴干涩 2 年,加重 10 天"就诊。自述既往多次患"睑板腺囊肿"。否认过敏史。

眼科检查:双眼矫正视力 1.0/Jr1。双眼睑缘睑板腺开口堵塞。双眼睑结膜轻度充血,上穹隆部可见结膜乳头(图 3-6-5);球结膜轻度充血,无明显水肿。双眼角膜透明,角膜荧光染色(−),BUT3 秒。双眼前房深,无

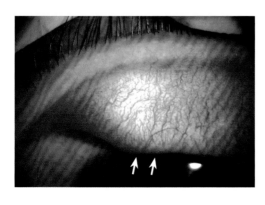

图 3-6-5　上睑结膜穹窿部可见乳头分布(箭头所示)

闪光浮游物,瞳孔、晶状体及眼底正常。干眼仪分析:双眼干眼3级。睑板腺分析:双眼均可见部分睑板腺缺失。初步诊断:双眼睑板腺功能障碍。

治疗:双眼热敷、清洁睑缘每日两次,玻璃酸钠滴眼液每日四次,迪可罗眼膏每日两次。

两周后患者复查,诉症状缓解不明显,眼科检查可见:双眼睑板腺开口堵塞缓解,双眼BUT5秒,其余体征无明显改善。

追问患者病史,患者平日喜爱投喂流浪猫,家中养有宠物猫。遂行结膜刮片,可见嗜酸性粒细胞(图3-6-6)。修正诊断:双眼常年性过敏性结膜炎,双眼睑板腺功能障碍。

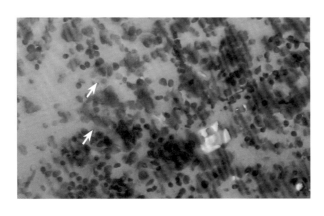

图 3-6-6 　结膜刮片可见嗜酸性粒细胞(箭头所示,吉姆萨染色,×400)

调整治疗:冷敷双眼,每日三次;富马酸依美斯汀滴眼液每日三次;吡嘧司特钾滴眼液每日两次;玻璃酸钠滴眼液每日三次。嘱患者禁止和宠物及动物接触,所有眼药置于冰箱4℃冷藏。

2周后复查,患者诉眼痒眼红明显缓解。查体可见双眼上睑穹窿乳头明显减少(图3-6-7),球结膜充血缓解。其余查体未见异常。

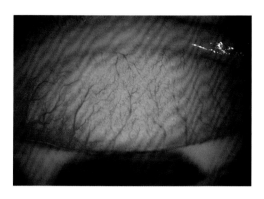

图 3-6-7　上睑结膜穹窿部乳头减少

本章要点

1. 季节性过敏性结膜炎（seasonal allergic conjunctivitis，SAC）和常年性过敏性结膜炎（perennial allergic conjunctivitis，PAC）由 I 型超敏反应介导，是最常见的过敏性结膜炎。

2. SAC　多在春秋季发病，过敏原多为环境中植物源性，PAC 则常年存在，过敏原常为室内尘螨和动物皮毛。

3. SAC 和 PAC　均以眼痒为主要症状，典型体征为结膜充血、浆液性分泌物和结膜乳头，患者可有全身过敏疾病的既往史和家族史。通过季节性或常年发作的病史和典型的临床表现可临床诊断。

4. 治疗　病情较轻者选用组胺受体拮抗剂联合肥大细胞稳定剂治疗，或双效作用药物治疗；病情较重或顽固者可短期足量使用糖皮质激素，但应合理用药，及时减量，并监测药物不良反应的发生。

（汤　韵　晏晓明）

参考文献

1. Wong AH, Barg SS, Leung AK. Seasonal and perennial allergic conjunctivitis. Recent Patents on Inflammation & Allergy Drug Discovery, 2014, 8 (2): 139-153.

2. Bilkhu PS, Wolffsohn JS, Naroo SA. A review of non-pharmacological and pharmacological management of seasonal and perennial allergic conjunctivitis. Cont Lens Anterior Eye, 2012, 35 (1): 9-16.

3. Castillo M, Scott NW, Mustafa MZ, et al. Topical antihistamines and mast cell stabilisers for treating seasonal and perennial allergic conjunctivitis. Cochrane Database Syst Rev, 2015 (6): CD009566.

4. Rosa ML, Lionetti E, Reibaldi M, et al. Allergic conjunctivitis: a comprehensive review of the literature. Italian Journal of Pediatrics, 2013, 39 (1): 1-8.

5. Holland E, Mannis M, Lee W. Ocular Surface Disease: Cornea, Conjunctiva and Tear Film. Elsevier, 2013, 91-96.

6. D'Amato G, Holgate ST, Pawankar R, et al. Meteorological conditions, climate change, new emerging factors, and asthma and related allergic disorders. A statement of the World Allergy Organization. World Allergy Organ J, 2015, 8 (1): 25.

7. Mimura T, Yamagami S, Fujishima H, et al. Sensitization to Asian dust and allergic rhinoconjunctivitis. Environ Res, 2014, 132: 220-225.

8. Mimura T, Ichinose T, Yamagami S, et al. Airborne particulate matter (PM2.5) and the prevalence of allergic conjunctivitis in Japan. Sci Total Environ, 2014, 487: 493-499.

9. Hong J, Zhong T, Li H, et al. Ambient air pollution, weather changes, and outpatient visits for allergic conjunctivitis: A retrospective registry study. Sci Rep, 2016, 6: 23858.

10. Hom MM, Nguyen AL, Bielory L. Allergic conjunctivitis and dry eye syndrome. Ann Allergy Asthma Immunol, 2012, 108 (3): 163-166.

11. Chen L, Pi L, Fang J, et al. High incidence of dry eye in young children with allergic conjunctivitis in Southwest China. Acta Ophthalmologica, 2016, 94 (8): e727-e730.

12. Leonardi A, Castegnaro A, Valerio AL, et al. Epidemiology of allergic conjunctivitis: clinical appearance and treatment patterns in a population-based study. Curr Opin

Allergy Clin Immunol，2015，15（5）：482-488.

13. AAO Cornea/External Disease PPP Panel，Hoskins Center for Quality Eye Care. Conjunctivitis PPP. 2013.

14. Shimura M，Yasuda K，Miyazawa A，et al. Pre-seasonal Treatment With Topical Olopatadine Suppresses the Clinical Symptoms of Seasonal Allergic Conjunctivitis. Am J Ophthalmol，2011，151（4）：697-702.e2.

7

第七章 接触性过敏性结膜炎

一、概述

严格意义上的过敏性结膜疾病的分类中包括了两种急性过敏疾病（季节性过敏性结膜炎、常年性过敏性结膜炎）与三种慢性过敏性疾病（春季结膜炎、特应性结膜炎和巨乳头性结膜炎）[1]。前者与Ⅰ型变态反应有关，后者为Ⅰ型和Ⅳ型变态反应共同作用。除此外，临床上还有一种可以引起过敏性结膜炎的情况，主要是由各种化合物（包括药物、化妆品、有机试剂、保存剂、装修物、毒物等）直接接触结膜引起的病理反应。

对于此类疾病，临床上并无统一规范的名称，可参考一种相似的疾病，即接触性皮炎的概念，将有助于我们对此类结膜过敏概念和分类进行探讨[2]。顾名思义，由外界物质直接接触而引起的结膜炎称之为接触性结膜炎（contact conjunctivitis）。根据发病机制的不同，接触性结膜炎又可以分为刺激性接触性结膜炎（irritant contact conjunctivitis）和过敏性接触性结膜炎（allergic contact conjunctivitis），后者以往也称为变态反应性接触性结膜炎，或接触性过敏性结膜炎。前者指接触毒性物质（如保存剂、装修物等）而产生直接损伤的病理反应，不需致敏，一经接触就可发生，后者则指眼表结膜接触化学物质致敏，当再次接触导致炎症的化学物质时引起的变态反应（表 3-7-1）。

表 3-7-1　过敏性结膜炎与接触性过敏性结膜炎的比较

	过敏性结膜炎	接触性过敏性结膜炎
病因	各种过敏原	接触性化学物质
发病机制	以 I 型 / IV 型变态反应为主	以 IV 型变态反应为主
分类	包括季节性过敏性结膜炎、常年性过敏性结膜炎、春季结膜炎、特应性结膜炎和巨乳头性结膜炎等	属于接触性结膜炎的一种（另一种接触性结膜炎为刺激性接触性结膜炎）
实验室检查	嗜酸性粒细胞增多为主	朗格汉斯细胞增多为主
	皮肤点刺试验阳性	皮肤斑贴试验阳性

　　此外，还有一种情况有时候也被称为接触性过敏性结膜炎，实质上只是眼睑接触性皮炎，可伴有结膜的累及，其也可以归入广义的接触性结膜炎（图 3-7-1）。

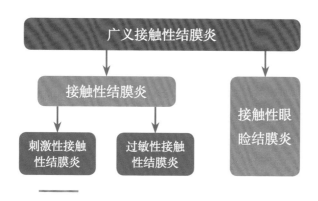

图 3-7-1　接触性结膜炎的广义概念示意

　　临床上对此类疾病的概念较为忽视，不同的文献对其命名并无统一的标准。目前尚无此类疾病的流行病学资料。根据笔者临床所见，该类疾病的发生率并不低。

二、病因

CAC 的病因类似于接触性皮炎，是由于外界物质的直接接触所致，这些物质主要包括药物、化妆品、有机试剂、保存剂、装修物等多种种类。

（一）药物

药物是最常见的导致 CAC 的物质。明确由眼药引起的 CAC 也称为药物性结膜炎（drug-induced allergic conjunctivitis）。常见的类型主要累及结膜。临床上常用的药物几乎均有潜在的致敏风险，主要包括 β 受体阻滞剂、散瞳药、抗生素类、抗病毒药物、抗组胺药、抗炎药、糖皮质激素和麻醉药等。由于抗青光眼类滴眼液使用时间较长，所以引起此病最为多见[3]。

药物还可导致眼周边皮肤的炎症，有几种不同的机制。常见的是因滴眼液溢出累及周边皮肤，引起接触性皮炎。最常见的容易引起接触性皮炎的滴眼液为碳酸酐酶抑制剂多佐胺，其次为溴莫尼定、卡替洛尔、拉坦前列腺素。其他可以引起接触性皮炎的滴眼液还包括万古霉素、多黏菌素等[4]。另外，溴莫尼定因可上调 α- 肾上腺素受体，可导致患者出现面部红斑痤疮[5]。

还有一种少见的情况被称为药物性皮炎（dermatitis medicamentosa）累及眼部的表现。药物性皮炎也称为药疹，是指药物（不局限于眼药）通过各种途径进入人体后引起的皮肤、黏膜，包括眼表的炎症反应。严重者可累及机体的其他系统。属于药物不良反应的一种形式。常引起药疹的药物包括抗生素、解热镇痛类、镇静催眠类、抗癫痫类、抗痛风类、血清制剂及疫苗以及部分中药等。

（二）化妆品

以涂抹、喷洒或其他类似方式用于人体皮肤或黏膜,为清洁、美化、改变体表形态、纠正体表气味或保护功能的物质属于化妆品[6]。眼部的化妆品虽不直接涂抹于结膜,但因其可通过眼睑的皮肤,弥散到睑缘和睑裂区结膜,可引起结膜的接触性过敏。用于眼部的化妆品,除了直接应用于眼部的眼影、眼霜和睫毛膏外,还可以是用于面部的乳膏及染发剂等(表 3-7-2)。常引起过敏反应的化妆品成分依次为香料、保存剂和对苯二胺(PDD)等[7]。

表 3-7-2　常见引起接触性过敏性结膜炎的化妆品及其成分

化妆品	成分
乳膏	香油类混合物、香料、添加剂、保存剂
睫毛膏	基质、香料、颜料、保存剂
染发剂	对氨基染料、硝基染料等合成有机染料

香料是化妆品的最常见的成分,其接触部位可引起接触性炎症。常见的香料包括松香、秘鲁香脂、香豆素衍生物、煤焦油等都可以作为过敏性皮炎及结膜炎的变应原。化妆品中的保存剂同滴眼液一样,可引起眼表过敏反应。目前的染发剂多为合成有机染料,其中对苯二胺是最容易引起过敏的成分,德国、法国等在上世纪曾一度禁止使用,后规定对苯二胺的比例必须低于 6%。Sheena 等研究显示,皮肤斑贴试验对对苯二胺过敏的人数由 1989 年的 3.9% 上升到 2004 年的 7.1%,并成逐年上升的趋势[8]。对苯二胺如引起接触性皮炎可表现为皮肤肿胀、红斑、丘疹及渗出等,如累及眼部可引起严重的过敏反应。

（三）保存剂

各种保存剂都可以引起 CAC,常见的包括苯扎氯胺,氯离子化合物、洗必泰(氯己定)、硫柳汞等,其他的保存剂如乙二胺四乙酸二钠,聚季铵盐-1,硝酸苯汞、三氯叔丁醇、对羟苯甲酸酯、己二烯酸等也都可以引起接触性过敏性结膜炎。保存剂通常添加在滴眼液或眼膏内,引起眼部的过敏反应时容易被忽略。

(四) 有机试剂

特殊的职业环境中,劳动者可接触工作中产生的有机物质,导致CAC。如口腔科技师的工作中,接触甲基丙烯酸酯可导致CAC[9],并成为该行业的职业病之一。

(五) 装修物

室内空气污染,尤其是装修后室内漂浮的物质,可以导致刺激性接触性结膜炎,其中起主要作用的成分是甲醛[10]。但是室内空气污染引起的眼部问题往往不仅仅是甲醛引起的刺激性接触性结膜炎,尘螨等引起的过敏性结膜炎也混合其中,是一个多因素的眼免疫异常状态。

三、发病机制

1. 刺激性接触性结膜炎　其发生来自于接触物质本身带来的毒性反应。反应过程不需要致敏,往往一接触即可发生。

2. 过敏性接触性结膜炎　致病机制与接触性皮炎类似,主要是细胞介导的IV型超敏反应。即结膜第一次接触药物或化妆品的成分后,抗原导致特异性致敏淋巴细胞形成。当再次接触该类物质时,发生细胞介导的免疫反应。眼药的药物成分,如抗生素、麻醉剂、散瞳药,以及药物中的防腐剂等,均可作为半抗原与组织蛋白相结合,形成全抗原,引起过敏反应。除Ⅳ型超敏反应外,其他三种超敏反应可能也参与了病变过程,但不起主要作用[11]。两种接触性结膜炎的发病机制并不相同,然而在临床实践中有时很难区别。

3. 药疹　其病理机制较为复杂,有些药疹以Ⅰ型超敏反应为主,有些则以Ⅱ型或Ⅲ型超敏反应为主。很多药疹有两种及两种以上的超敏反应同时参与,机制尚未完全阐明。不同个体对药物反应的敏感性差异较大,包括遗传因素、某些酶的缺陷,机体的病理生理状态的影响等,导致部分机体可出现药疹。同一个体在不同时期对药物的敏感性也会出现差异。

四、临床表现

接触性过敏性结膜炎典型表现为明显的眼红、刺痛感和眼痒。如累及周边皮肤,还可以引起皮肤充血、水肿或者湿疹(图 3-7-2,图 3-7-3)[12]。

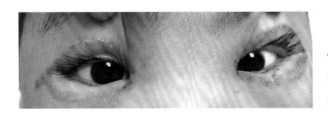

图 3-7-2　双睑皮肤滴眼液接触性皮炎

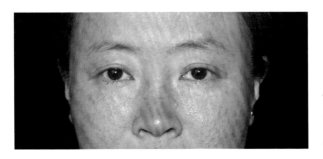

图 3-7-3　接触染发剂导致双眼眼睑过敏

患者往往在接触过敏原时表现明显,持续接触时症状加重,而脱离过敏原则症状消失。抗青光眼类药物制剂因设计上的需要,具有较强的穿透性,同时又需要长期使用,因此造成接触性过敏性结膜炎以及周边组织的炎症最为明显,可引起结膜炎症、结膜下纤维化、结膜上皮病变、角膜上皮及内皮病变等,严重者还可以引起眼睑皮炎、睑缘形态异常,以及泪道阻塞等[3]。

　　眼科检查可见球结膜及睑结膜充血,结膜出现乳头及滤泡(图 3-7-4)。患者角膜一般无异常发现。共聚焦显微镜可在眼表发现朗格汉斯细胞增多(Ⅳ型超敏反应的标志细胞)。因该病往往有多种超敏反应类型共同参与,结膜刮片也可见淋巴细胞及活化的嗜酸细胞。泪液中的 ECP(嗜酸性细胞阳离子蛋白)可轻度升高[7]。

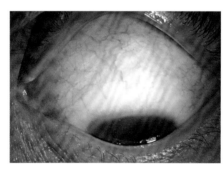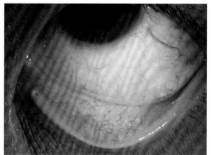

图 3-7-4　药物接触性过敏性结膜炎,使用拉坦前列腺素滴眼液一天后,患者出现球结膜充血

　　药疹的临床表现较为严重,往往会累及全身多处组织和器官。重型多形性红斑(Stevens-Johnson Syndrome,SJS)、大疱性表皮坏死松解症(toxic epidermal necrolysis,TEN)、剥脱性皮炎(exfoliative dermatitis)三种药疹病情严重、致死率高,被称为重型药疹,常累及结膜。在疾病的急性阶段,结

膜炎发展迅速,可早于皮肤坏死,或者二者同时出现。急性期通常出现角膜、结膜上皮的脱落,结膜充血、伪膜形成,急性期后,可出现持续性角膜上皮缺损、角膜溃疡、穿孔等[13]。晚期可出现角膜上皮新生血管、角膜混浊、角化、睑球粘连等(图 3-7-5)。按照临床体征,可将重症药疹导致的结膜炎进行分级(表 3-7-3)[14]。

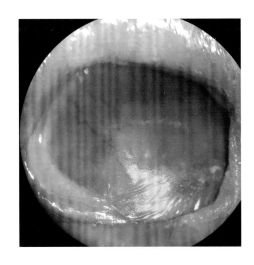

图 3-7-5　药疹侵犯眼部导致角膜上皮角化、睑球粘连

表 3-7-3　重症药疹导致结膜炎的分级

分级	严重程度	临床表现
0	无	无眼部累及
1	轻度	结膜充血
2	中度	眼表上皮缺损或伪膜形成
3	重度	同时出现眼表上皮缺损和伪膜形成

五、诊断

通常根据病史(眼药或化妆品的使用、或特殊的职业环境)、典型体征和裂隙灯检查,可以建立接触性过敏性结膜炎的诊断。眼周皮肤出现接

触性皮炎有助于诊断。

实验室检查中,结膜刮片可出现嗜酸性粒细胞和淋巴细胞,有条件的单位可查泪液 ECP。对可疑的过敏原可行皮肤点刺实验和斑贴实验,如发现阳性结果可确诊为接触性过敏性结膜炎。

皮肤点刺实验(skin prick test)和斑贴试验(patch test)可帮助确诊是否为过敏引起的接触性结膜炎。取可疑为过敏原的滴眼液或化妆品,进行点刺试验和斑贴试验。必要时还可以行激发实验(challenge test)判断过敏原及明确诊断[15]。

可疑对化妆品香料过敏的患者,可以用欧洲标准香料混合物 -1 做斑贴试验,该标准物中包括八种常见的香料(肉桂醛、肉桂醇、香叶醇、丁香酚、异丁子香酚、栎树藓提取物、羟基香茅醛和 α- 戊基肉桂醇),有助于确定 70%~80% 的香料过敏。

对于无法行上述辅助检查以及过敏原检查的患者,在难以确诊是否为过敏性,还是刺激性接触性结膜炎时,可一并诊断为接触性结膜炎。

六、鉴别诊断

1. 病毒性结膜炎　病毒性结膜炎也可以表现为结膜充血和结膜滤泡,与 CAC 的临床表现相似。其不同之处是病毒性结膜炎通常双眼先后发病,常常侵及角膜引起角膜炎,并可有耳前淋巴结肿大和压痛,而 CAC 不引起上述改变[16]。

2. SAC 和 PAC　少数 CAC 的致病原也可以经空气传播(比如甲基丙烯酸酯),传播方式和临床表现都会和 SAC、PAC 等疾病类似。然而二者的致敏机制不同。CAC 以Ⅳ型超敏反应为主[9],而花粉、枯草、尘螨等导致的 SAC/PAC 为Ⅰ型超敏反应,结合接触史及皮肤点刺实验和斑贴试验有助于两者的鉴别。

七、治疗

接触性过敏性结膜炎的治疗原则为尽量避免接触过敏原,迅速控制症状。

1. 避免接触过敏原　了解对哪些特定的药物或化妆品成分过敏,可有助于避免使用上述物质。对皮肤过敏的物质往往同时也对结膜过敏,使用时应注意避免接触眼部。对于药疹,一经确诊,须停用一切可疑药物。在皮肤科医师的帮助下,进行全身治疗。

2. 人工泪液　无论是哪种接触性过敏性结膜炎,一经出现,大量使用人工泪液可有助于冲洗、稀释刺激物,以及炎症介质,帮助缓解过敏症状,建议首先使用无防腐剂的人工泪液。

3. 药物治疗　轻度的 CAC 只要停用原有的药物,或更换非过敏性药物即可以改善症状。严重者通常需要局部糖皮质激素治疗,如 0.1% 氟米龙或 0.5% 氯替泼诺,每日 3 次,症状好转后减量,并逐渐停药。伴眼睑皮肤湿疹者,可局部使用地塞米松妥布霉素眼膏,每日 2 次。

4. 药疹的治疗　眼局部可使用人工泪液润滑眼表,减轻组织损伤。抗生素滴眼液预防局部感染。同时,早期使用激素滴眼液可以减轻组织损伤,改善视力预后。

八、典型病例

患者,男,61 岁,因双眼视力进行性下降,诊断为白内障,拟行左眼手术治疗就诊。术前 3 天常规使用妥布霉素滴眼液,每日 4 次。用药后患者自觉眼红,检查发现,左眼球结膜明显充血(图3-7-6),可见浆液性分泌物(图3-7-7),考虑可能为滴眼液导致的接触性过敏性结膜炎,遂予以停药,改用氧氟沙星滴眼液,每日4次。用药3天后,左眼球结膜充血消失。

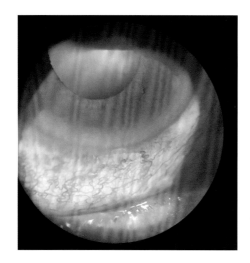

图 3-7-6 球结膜充血

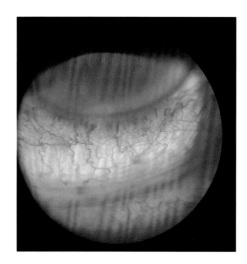

图 3-7-7 下穹隆可见浆液性分泌物

本章要点

1. 因接触过敏性物质或毒性物质而导致的结膜炎、皮炎和眼睑结膜炎可统称为接触性过敏性结膜炎（CAC）。其致病因素可包括药物、化妆品、保存剂、装修物质等。其中药物除可导致药物性结膜炎外,还可引起药疹,并造成严重的眼表损伤。

2. 发病机制以 IV 型超敏反应为主,多种免疫反应可参与CAC。

3. CAC 的主要的临床体征为眼红、刺痛感、眼痒以及累及周围皮肤,引起的充血、水肿或者湿疹。如为药疹侵及眼部可引起角结膜上皮脱落、结膜伪膜、角膜混浊、角化以及睑球粘连等严重并发症。

4. 通过病史和典型体征可诊断CAC,必要时可通过点刺试验、斑贴试验以及激发试验等确定过敏原。

5. 治疗主要包括避免接触过敏原、使用无防腐剂的人工泪液稀释过敏原、对脱离接触过敏原仍不改善的 CAC,可使用糖皮质激素治疗。

（吴　元）

参考文献

1. Ono SJ, Abelson MB. Allergic conjunctivitis: update on pathophysiology and prospects for future treatment. J. Allergy Clin Immunol, 2005, 115: 118-122.

2. Beltrani VS, Bernstein IL, Cohen DE, et al. Contact dermatitis: a practice parameter. Ann Allergy Asthma Immunol, 2006, 97: S1-38.

3. Servat JJ, Bernardino CR. Effects of common topical antiglaucoma medications on the ocular surface, eyelids and periorbital tissue. Drugs and Aging, 2011, 267-282.

4. Chaudhari PR, Maibach HI. Allergic contact dermatitis from ophthalmics: 2007. Contact Dermatitis, 2007, 11-13.

5. Werner KA, Kobayashi TT. Dermatitis medicamentosa: Severe rebound erythema secondary to topical brimonidine in rosacea. Dermatol. Online J, 2015, 21: 1-5.

6. 刘玮, 蔡瑞康. 化妆品皮肤病与强制性国家标准. 中国标准导报, 1999, 24-25.

7. Penchalaiah K, Handa S, Lakshmi S, Sharma V. Sensitizers commonly causing allergic contact dermatitis from cosmetics. Contact Dermatitis, 2000, 43: 311-313.

8. Patel S, Basketter DA, Jefferies D, et al. Patch test frequency to p-phenylenediamine: Follow up over the last 6 years. Contact Dermatitis, 2007, 56: 35-37.

9. Lensen G, Jungbauer F, Gonçalo M, et al. Airborne irritant contact dermatitis and conjunctivitis after occupational exposure to chlorothalonil in textiles. Contact Dermatitis, 2007, 57: 181-186.

10. Brunekreef B, Holgate ST. Air pollution and health. Lancet, 2002, 1233-1242.

11. 朱志忠. 实用眼表病学. 北京: 北京科学技术出版社, 2004.

12. M N, N B, F A. Allergic contact dermatitis of the eyelids from topical ophthalmic medications. The role of β-blockers: Diagnostic and management problems. Ann. Ital. Di Dermatologia Allergol. Clin. E Sper, 2007, 61: 18-22.

13. Sotozono C, Ueta M, Koizumi N, et al. Diagnosis and Treatment of Stevens-Johnson Syndrome and Toxic Epidermal Necrolysis with Ocular Complications. Ophthalmology, 2009, 116: 685-690.

14. Sotozono C, Ang L, Koizumi N, et al. New grading system for the evaluation of chronic ocular manifestations in patients with Stevens-Johnson syndrome. Ophthalmology, 2007, 114: 1294-1302.

15. de Groot AC, van der Kley AM, Bruynzeel DP, et al. Frequency of false-negative reactions to the fragrance mix. Contact Dermatitis, 1993, 28: 139-40.

16. Watts P, Hawksworth N. Delayed hypersensitivity to brimonidine tartrate 0.2% associated with high intraocular pressure. Eye (Lond), 2002, 16: 132-135.

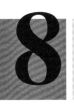

第八章　春季卡他性角结膜炎

一、概述

(一) 定义

春季卡他性角结膜炎(vernal keratoconjunctivitis,VKC)是一种双眼、季节性、反复发作的过敏性角结膜炎。在临床上虽不如季节性过敏性结膜炎(SAC)和常年性过敏性结膜炎(PAC)常见,但病情相对较重,可累及角膜,进而损害视力,甚至致盲。

(二) 流行病学

VKC的患者多为儿童和青少年,最常在4~7岁时开始发病,少数在10岁之后起病,25岁以后第一次发病的患者则很少。反复发作多年后,病情可自行缓解甚至消失,也可迁延至成年,尤其在非洲,成年患者仍不少见[1]。

VKC在寒冷的国家和地区很少发生,而在非洲、拉丁美洲和亚洲的部分国家和地区相对常见,尤其是非洲,有报道显示,非洲儿童中VKC的发病率可达4%~5%,在儿童和青少年住院患者中则高达33%~90%[2-4]。VKC的发病在我国有明显的地域特征,以西北及黄河以北多见,这些地区的共同气候特点是炎热、空气干燥、日照强、大风尘土多,袁佳琴等曾报道青海、新疆、宁夏的发病率分别高达 4.22%,3.9% 和 3.82%。而东部沿海地区由于雨量充沛、气候温暖,发病率相对较低,如上海市的发病率仅为 0.45%[5]。

患者通常在春夏季节天气较热时发作,秋冬季节天气转凉后缓解[6]。而生活在非洲或其他热带地区的患者没有明显的季节性,可常年发病[6]。

在亚洲和欧洲,VKC 以男性患者多见,约为女性患者的 2 倍,这与 SAC 或 PAC 女性患者为男性患者的 2 倍正相反。而在非洲,男女差异则不明显[6,7]。

VKC 患者常伴有哮喘、湿疹或其他过敏性疾病,可有过敏性疾病家族史,与圆锥角膜的发病有一定的关联[1,6]。

二、病因

(一) 过敏原

1. 植物 各类植物如树、草及花粉是最常见的过敏原,尤其是禾本类植物,如各种野草和粮食作物。

2. 微生物 各种微生物如细菌、真菌及衣原体的抗原成分也被证实与 VKC 有关。

3. 其他 如屋尘、螨虫、蜡、棉絮、动物羽毛和皮屑等也是可能的过敏原。

这些过敏原在自然界中广泛存在,并有一定季节性分布的特点,如杂草、花粉、动物换毛、微生物繁殖常在春夏季节盛行,恰与 VKC 发病季节相吻合。

（二）环境因素

VKC 还受到阳光、紫外线、温度及湿度等影响，干燥、热、强烈光照等因素加重病情。

（三）遗传因素

除过敏原外，VKC 的发病还有一定的遗传因素。VKC 患者中有 26%~28% 伴有哮喘、过敏性鼻炎、湿疹等过敏性疾病家族史。免疫遗传学研究表明人主要组织相容性复合物（major histocompatibility complex，MHC）基因位点上存在各种免疫反应基因、免疫抑制基因和疾病易感性基因，其基因产物直接参与免疫调节。由于这些基因多为常染色体显性基因，因此过敏性疾病常常有一定的家族遗传性。

三、发病机制及病理

正常结膜组织内存在参与过敏反应的各种类型的细胞，包括肥大细胞、T 淋巴细胞、浆细胞、抗原呈递细胞及成纤维细胞等，当与外界致敏原接触致敏后，通过释放多种炎症介质引发过敏反应。VKC 是 I 型，即 IgE 介导的速发型超敏反应和 IV 型，即 T 淋巴细胞介导的迟发型超敏反应共同作用的结果。

I 型超敏反应通常分为早发和迟发两个阶段。其中早发阶段是指抗原在数分钟内与肥大细胞表面特异性 IgE 抗体结合，钙离子内流激活肥大细胞释放颗粒。正常人结膜内有大量的肥大细胞，约 5000 个 /mm^2，被激活后脱颗粒并释放预先合成的炎症介质，主要为组胺，组胺与靶细胞上的受体结合，当与 H1 受体结合时，患者主要症状是眼痒；与 H2 受体结合时释放白三烯和花生四烯酸,血管通透性增加、平滑肌收缩及腺体分泌功能增强,患者主要表现为结膜充血、水肿、分泌物增多,此过程可持续数十分钟。VKC 患者泪液中组胺酶的含量较正常人低,导致局部组胺代谢受阻,组胺水平进一步升高。迟发阶段是指肥大细胞被激活 2~6 小时后,由肥大细胞膜释放的花生四烯酸衍生出前列腺素、凝血氧烷和白三烯等触发晚期反应。同时肥大细胞也释放细胞因子和趋化因子,诱导 B 淋巴细胞产生 IgE,促进 Th2 淋巴细胞的生成,吸引嗜酸性粒细胞,使角膜上皮细胞和结膜血管内皮细胞活化,释放趋化因子和黏附分子。趋化因子和黏附分子介导嗜酸性粒细胞、嗜碱性粒细胞、中性粒细胞和 Th2 淋巴细胞向炎症区域浸润,新产生的介质伴随着细胞浸润,并且导致肥大细胞的持续活化,引起炎症反应加剧,平滑肌收缩、血管通透性增加,腺体分泌等进一步增强,此过程持续时间长达 24 小时。

Ⅳ型超敏反应则是抗原引起的以 CD4[+] 的辅助 T 淋巴细胞介导为主的炎症反应。机体接触抗原后,T 细胞转化为致敏淋巴细胞,当机体再次接触相同抗原时,致敏 T 细胞释放多种淋巴因子,激活单核 - 巨噬细胞,导致组织炎症反应,造成慢性的细胞损害和眼表损伤。

VKC 患者结膜病理观察显示结膜上皮细胞增殖,结膜血管扩张、通透性增加,基质层有大量的嗜酸性粒细胞、淋巴细胞和肥大细胞浸润聚集,成纤维细胞增殖,胶原在上皮及上皮下沉积,后期可见玻璃样变。

四、临床表现

VKC 患者多为双眼发病,偶有单眼发病的报道[8]。

（一）症状

1. 眼痒 发病时最典型的症状是眼痒，常常奇痒难忍，在炎热环境和揉眼后眼痒进一步加剧。

2. 分泌物 通常为黏稠拉丝状。

3. 伴随症状 可伴有烧灼感和异物感，累及角膜的患者有眼痛、畏光、流泪等角膜刺激症状。

（二）体征

除眼睑水肿、结膜充血和水肿等过敏性结膜炎的非特异性表现外，VKC 特征性的体征为铺路石般的上睑结膜乳头增生、角膜缘胶样结节、Horner-Trantas 点和角膜盾形溃疡。部分患者可伴发特应性皮炎。秋冬季节症状通常会有所缓解，但体征可仍然存在。

（三）分型

根据发病部位，临床上常分为睑结膜型、角膜缘型和混合型。在欧洲和美洲，睑结膜型较为常见，而在非洲和亚洲部分国家如印度和巴基斯坦，角膜缘型和混合型相对常见[2,4,9,10]。

1. 睑结膜型 主要表现为睑结膜乳头增生，乳头可大小不一，多个乳头可融合成巨乳头（指直径 1mm 以上的乳头），质地韧或硬、扁平，排列有如铺路石（图 3-8-1）。乳头表面或乳头之间可有白色、黏稠、拉丝状分泌物。病变以上睑结膜受累为主，下睑结膜和穹隆结膜通常正常或病变轻微。乳头增生病理上为上皮细胞和胶原纤维增生，毛细血管扩张，淋巴细胞、浆细胞和大量嗜酸性粒细胞浸润。此型病变常伴发角膜盾形溃疡（shield ulcer）[10]。角膜盾形溃疡多出现在角膜中央偏中上部，为卵圆形、浅层、无菌性溃疡,溃疡边界清楚,底部干净,病变区无新生血管长入(图3-8-2),角膜荧光素染色(+)(图3-8-3),病变可持续数周甚至数月无明显

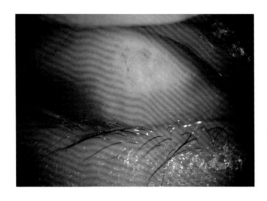

图 3-8-1 睑结膜乳头增生,扁平,排列有如铺路石样

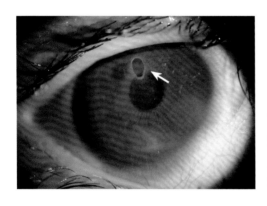

图 3-8-2 角膜中央偏中上部的浅层盾形溃疡(箭头所指),卵圆形、基底干净,边界清楚,无新生血管

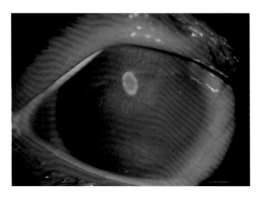

图 3-8-3 角膜盾形溃疡荧光素染色(+)

进展,愈合后可形成角膜薄翳。也可在溃疡表面有黄白色物质沉积形成斑块,上皮难以愈合。有观察认为盾形溃疡常位于角膜中上方可能与上睑巨大乳头对角膜的摩擦有一定关系[10]。

2. 角膜缘型　初期多表现为上方角膜缘出现增厚和半透明的胶样结节,多为灰黄色或粉红色,外观污浊,可单独出现,也可多个,并融合成片(图3-8-4),严重的可在角膜缘一周形成堤坝样改变(图3-8-5)。在胶样病变顶部可出现灰白色小点,称为Horner-Trantas点,是变性的上皮细胞增殖以及嗜酸性粒细胞集聚而成[11]。病变附近球结膜可局部充血。结膜隆起可导致泪膜不稳定,产生角膜小凹。此型病变常累及角膜,早期可表现为受累角膜缘附近的点状上皮病变,可逐渐发展为角膜上皮片状缺

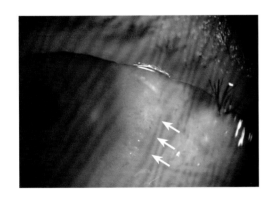

图 3-8-4　角膜缘增厚的胶样结节(箭头所指),半透明,呈粉红色,角膜浸润点与角膜缘有间隔

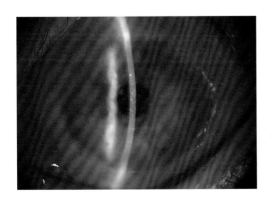

图 3-8-5　角膜缘 360 度粉红色胶样隆起,形成堤坝样改变

损、浸润和溃疡,在角膜病变与角膜缘之间可有正常角膜间隔区。愈合后有云翳形成,环形云翳可有类似老年环样的改变(图 3-8-6)。

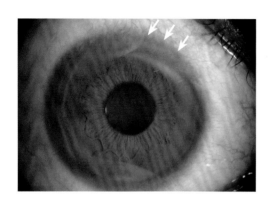

图 3-8-6　角膜周边环形云翳形成,类似老年环

角膜缘型在炎热干旱的国家和地区尤其非洲较多见,且病情较重。按病变轻重程度和范围可分为三级。

一级:胶样隆起病变位于角膜缘,宽度不超过 3mm,上方最为常见。

二级:胶样隆起病变宽度超过 3mm,病变跨过角膜缘侵犯角膜周边部上皮,甚至周边浅层基质,可伴发新生血管。

三级:胶样隆起前端的浸润、混浊及新生血管累及光学区附近的角膜,甚至遮挡瞳孔,严重影响视力[3,10]。

3. 混合型　以上两型病变同时存在,比较少见,病情常较重。

除了按病变部位和特点把 VKC 分为睑结膜型、角膜缘型和混合型的经典分类以外,也有各种根据病变严重程度和相关角膜损害进行的分类方法,例如角膜缘型在非洲国家多见且病情较重,可按病变轻重程度和范围分为三级。但由于 VKC 的病变特点因不同的地理位置、气候条件和遗传背景不同,临床表现差异过大,因此应用严重程度对其进行分类,尚不具有普遍意义,未达成共识[3,10]。

（四）角膜病变

各种类型的 VKC 均可出现一定程度的角膜损害,如浅层点状角膜炎、角膜糜烂、持续性角膜上皮缺损、角膜盾形溃疡、角膜斑翳。患者因剧烈眼痒揉眼也可造成角膜上皮大片脱落。上皮缺损或角膜溃疡者可发生继发性感染性角膜炎。反复发作的 VKC 患者还可出现无菌性角膜溶解和圆锥角膜[12]。少数严重的 VKC,尤其混合型和角膜缘型患者,可出现角膜缘干细胞功能障碍,表现为角膜新生血管长入、基质慢性炎症、持续性上皮缺损、角膜上皮结膜化等[13]。热带地区尤其非洲国家患者更易出现这些角膜损害及并发症[3,7,14]。

五、诊断

（一）诊断原则

通常根据病史、典型症状和体征即可临床诊断 VKC。

（二）诊断依据

1. 病史　包括既往季节性、反复发作史,合并其他过敏性疾病,有过敏性疾病家族史等。

2. 症状　眼剧痒是特征性表现,粘丝状分泌物也是重要的诊断依据。

3. 体征　上睑结膜铺路石样乳头增生、角膜缘胶样结节、Horner-Trantas 点、角膜盾形溃疡为具有高度特异性的诊断依据。

（三）实验室检查

1. 全身检查 皮肤激发实验和血清的抗原特异性 IgE 抗体和总 IgE 抗体,这些检查对眼科过敏性疾病诊断的意义尚不明确,还需进一步研究证实。其中 VKC 患者皮肤激发实验阳性率不高,血清 IgE 抗体测量变异度较大[6,9,10],目前临床上很少常规应用。

2. 局部检查 用于辅助诊断 VKC 的眼局部实验室检查包括结膜分泌物涂片、结膜刮片查找嗜酸性粒细胞、眼部激发实验和泪液总 IgE 抗体测量。其中眼部激发实验是在结膜囊内直接滴入抗原成分,以激发眼部反应,目前在国内尚未开展。

目前,临床常用的方法是结膜分泌物涂片或结膜刮片。正常结膜中并没有嗜酸性粒细胞,因此,一旦发现特征性的嗜酸性粒细胞,即可确诊过敏性结膜炎(图 3-8-7)。VKC 患者结膜涂片或刮片嗜酸性粒细胞阳性

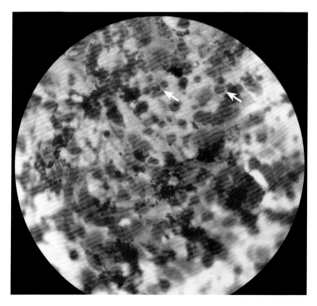

图 3-8-7 结膜刮片可见嗜酸性粒细胞(箭头所指),胞浆中大量橘红色颗粒

率较高。但应注意,在一些严重的病例中,嗜酸性粒细胞存在于结膜深层,刮片结果可为阴性,因此没找到嗜酸性粒细胞也并不能排除过敏性结膜炎的诊断[6,9,15]。VKC 患者结膜刮片中除了嗜酸性粒细胞外,肥大细胞和淋巴细胞也是主要的炎症细胞,而中性粒细胞很少,可用于与其他疾病相鉴别。

3. 角膜共焦镜检查　近年来,有学者用激光共焦角膜显微镜来观察 VKC 患者结膜和角膜缘的形态学改变,发现 VKC 患者结膜(上皮层和固有层)和睑板腺周围 langerhans 细胞和炎症细胞均较正常人明显增加,其中睑结膜型较其他两型 VKC 患者睑结膜中炎症细胞增加更明显,角膜缘型较其他两型 VKC 患者球结膜中炎症细胞增加更明显。部分患者角膜缘 Vogt 栅栏正常结构遭到破坏、萎缩、甚至消失(这种改变在正常儿童中非常罕见),以上方角膜缘受累为主,此类改变在球结膜型 VKC 患者中发生比例最大,其次是混合型 VKC 患者。上述激光共焦角膜显微镜下形态学的改变可能有助于 VKC 的辅助诊断(图 3-8-8,图 3-8-9)[16]。

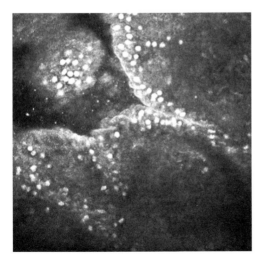

图 3-8-8　激光共焦角膜显微镜下 VKC 患者可见结膜乳头大量炎性细胞

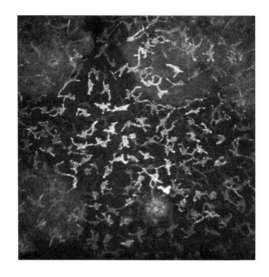

图 3-8-9　激光共焦角膜显微镜下 VKC 患者角膜缘可见大量 langerhans 细胞

六、鉴别诊断

1. 特应性角结膜炎（AKC）　AKC 是一种伴有面部特应性皮炎的慢性过敏性结膜炎，也可出现结膜巨乳头或角膜缘病变，且部分 VKC 患者也可合并特应性皮炎，故二者常常需要加以鉴别。鉴别点主要如下（表 3-8-1）：

表 3-8-1　VKC 与 AKC 的鉴别诊断

	VKC	AKC
年龄	儿童，青少年，随年龄增长有一定自愈倾向	成年人，尤其中老年人
性别	男性多于女性	有争议，报道不一致
发病时间	通常春季加重	常年均可发病
结膜乳头部位	上睑	上下睑均可
角膜新生血管	盾形溃疡时可出现	常见
角膜瘢痕	少见	常见
睑球粘连，下穹隆缩短	少见	常见

2. 巨乳头性结膜炎（GPC）　GPC 是由于机械刺激引起的睑结膜增殖性改变,一般有明确的角膜接触镜配戴史或眼表缝线、异物、义眼片等。GPC 很少累及角膜,且结膜刮片嗜酸性粒细胞的阳性率非常低。

3. 衣原体性结膜炎　衣原体性结膜炎可有眼红、异物感,但通常没有剧烈眼痒。可有乳头增生和结膜瘢痕,但巨乳头罕见。角膜缘可见血管翳。结膜刮片可见沙眼包涵体,无嗜酸性粒细胞。

4. 细菌性结膜炎　细菌性结膜炎可有眼红、眼肿、异物感、分泌物增多,但通常没有明显眼痒,且分泌物多为黄色脓性,与 VKC 分泌物为黏性拉丝状截然不同。细菌性结膜炎可有结膜滤泡形成和乳头增生,但通常没有巨乳头,通常不伴有角膜病变。结膜刮片可见大量中性粒细胞,无嗜酸性粒细胞。

5. 病毒性结膜炎　可有眼红、眼肿、流泪、异物感,但通常没有明显眼痒。有较强的传染性。分泌物多为浆液性水样。结膜多以滤泡为主,角膜病变多为上皮下浸润,可伴耳前淋巴结肿大。结膜刮片无嗜酸性粒细胞。

七、预防和治疗

（一）避免接触过敏原

春夏季节应尽量避免接触以花粉、杂草为主的过敏原,如关窗,避免或减少日间户外活动,配戴眼镜或护目镜,尽量避免配戴角膜接触镜。病变严重且影响视功能的患者,可考虑移居至相对寒冷的地区。既往曾有人应用花粉抗原浸剂施行脱敏疗法,因效果不确切,现已很少应用。

（二）物理治疗

1. 冷敷　冷敷后可使肥大细胞减少脱颗粒，并使血管收缩从而减轻症状、改善体征。可建议患者将滴眼液放在冰箱内4℃存放。

2. 洗眼　可在结膜囊滴入人工泪液洗眼，以稀释眼表过敏原和炎症介质，建议首选不含防腐剂的人工泪液。因自来水可破坏泪膜的稳定性及不够清洁，不建议用自来水洗眼。也不建议用眼杯洗眼，因为反而使眼周皮肤与大量过敏原接触，导致眼睑皮肤过敏。

3. 避免揉眼　因揉眼可促进肥大细胞脱颗粒释放炎症介质而加重患者眼痒症状，故因尽量避免。

（三）药物治疗

1. 抗过敏药物

（1）抗组胺药：抗组胺药物可拮抗组胺与受体结合，快速缓解患者的眼痒症状，用法：0.05%富马酸依美斯汀（Emedastine）滴眼液，每日2~4次，通常对轻度VKC患者有效[17]。

（2）肥大细胞稳定剂：可稳定肥大细胞膜，避免释放组胺等炎症介质，主要用于预防和维持期治疗。用法：0.1%吡嘧司特钾（Pemirolast）滴眼液，每日4次或2%、4%色甘酸钠（Cromolyn Sodium）滴眼液，每日4次，在发病季节前2周，应用肥大细胞稳定剂可在一定程度上减轻发作，在维持期应用可稳定病情[18]。

（3）双效作用药物：发病期建议首选抗组胺和稳定肥大细胞的双效作用药物如0.1%奥洛他定（Olopatadine）滴眼液，每日2次，或0.05%氮草斯汀滴眼液，每日2次，或0.05%酮替芬（Ketotifen）滴眼液，每日4次。

（4）抗组胺与缩血管复合制剂：应用0.025/0.3%萘甲唑林/非尼拉敏

(Naphazoline /Pheniramine)滴眼液,每日 3~4 次,用于减轻结膜充血。

(5) 口服抗组胺药:严重病例或合并全身过敏症状者可口服抗组胺药物,如西替利嗪(cetirizine)口服,10mg/ 次,每日 1 次。

2. 糖皮质激素 糖皮质激素是治疗 VKC 尤其是中重度 VKC 最有效的药物。可以在抑制肥大细胞释放炎性介质、阻断炎症细胞的趋化、减少细胞因子和趋化因子的释放、抑制磷脂酶等多个环节起作用,但停药后容易复发。

(1) 对轻中度 VKC 患者可用 0.1% 氟米龙滴眼液,每日 3~4 次,中重度 VKC 患者可用 0.1% 妥布霉素地塞米松滴眼液或 0.5% 氯替泼诺,每日 3~4 次。儿童患者滴眼水不配合时,可用 0.1% 妥布霉素地塞米松眼膏,每日 1~2 次。症状好转后可换用低浓度的药物或减少滴用次数,短时间(一般 3 周内)逐渐减量至停药。

要特别注意长期应用激素的副作用,如青光眼、白内障、感染等[3,6,19]。尤其是儿童和青少年患者对激素升眼压作用非常敏感,用激素期间要密切监测眼压,并嘱患者或家长避免长期或滥用糖皮质激素,以免导致激素性青光眼。

(2) 在顽固性或严重病例,可采用糖皮质激素如曲安奈德 5~10mg 或磷酸地塞米松 2mg 等结膜下局部注射的方法,但禁止重复注射及在儿童中使用[20]。严重病例还可短时间(最长不超过一周)口服糖皮质激素,用药前应咨询儿科或内科医生,以评估全身用药利弊。

3. 免疫抑制剂

(1) 环孢素 A:可抑制嗜酸性粒细胞与肥大细胞活化,抑制过敏介质和细胞因子释放。2% 和 1% 的环孢素滴眼液可有效治疗 VKC,其中 2% 环孢素滴眼液与 0.1% 地塞米松滴眼液治疗 VKC 效果相当[21]。0.05% 的环孢素滴眼液在维持期对预防复发有效[22]。临床常用方法:1% 环孢素,每日 4 次。但是油制剂的环孢素 A 对眼部组织的刺激性较强,患者耐受性较差[20],限制了其在治疗 VKC 中的应用。

(2)FK506:为强效的免疫抑制剂。通过抑制脱磷酸酶的钙调神经磷酸酶特异性地阻碍 T 细胞活化,体外环境中,其作用强度是环孢素 A 的 30~100 倍,体内环境的作用是环孢素 A 的 10~20 倍。0.005%~0.1% 浓度的 FK506 滴眼液均可以有效治疗 VKC。其中 0.1% 的 FK506 滴眼液对睑结膜巨乳头治疗效果明显,甚至对糖皮质激素不敏感的病例也有效[23-25]。临床常规的用法:0.1%FK506 滴眼液(他克莫司 tacrolimus)每日 2 次。

建议在急性期联合应用免疫抑制剂与糖皮质激素滴眼剂,在病情缓解后,减少糖皮质激素用量至最终停用,继续使用环孢素 A 滴眼液或 FK506 滴眼液,既可以维持疗效,又可以减少激素的并发症。维持期长期应用免疫抑制剂可用于防止复发。但长期应用 0.1% FK506 滴眼液,应注意角膜继发性细菌感染及单纯疱疹病毒性角膜炎的发生[25]。

4. 非甾体抗炎药物 此类药物通过抑制环氧化酶合成而抑制前列腺素产生,具有抗炎作用,可以减轻眼痒、充血等症状。与糖皮质激素联合应用,对 VKC 有辅助治疗作用,可减少糖皮质激素的用量[26]。临床常用的非甾体类抗炎药有 0.1% 溴芬酸钠,每日 2 次,0.1% 普拉洛芬、0.5% 酮咯酸、0.1% 双氯芬酸钠、0.03% 氟比洛芬滴眼液等,每日 4 次。但应注意有个别患者对这类药物本身会产生过敏。

5. 人工泪液 人工泪液除了可以稀释眼表过敏原和炎症介质,帮助缓解过敏症状,还可以缓解干眼症状。

6. 其他 对顽固性 VKC 患者曾短期应用低浓度的丝裂霉素(0.04%、0.02% 或 0.01%)进行局部治疗,但因其角结膜毒性现已很少应用。给顽固性患者口服小剂量阿司匹林抑制环氧化酶,减少前列腺素的生成,从而减轻症状[27]。

（四）手术治疗

对于严重的结膜乳头增殖已引起角膜病变,且药物治疗效果不佳的患者,可考虑切除增生的乳头,或试用碘制剂烧灼,但术后仍可复发。有研究认为 0.05% 的丝裂霉素联合乳头切除可在术后有效地改善病情,但缺乏长期治疗效果的报道[28]。有报道应用激光或冷冻疗法治疗睑结膜乳头增生可减少复发。

对严重的角膜瘢痕及伴发圆锥角膜严重影响视力的,在疾病缓解期可施行穿透性或板层角膜移植手术。

（五）治疗小结

1. 对有规律季节性发病的患者,在发病前两周预防应用肥大细胞稳定剂或双效制剂有利于减轻发作。

2. 发病期　对轻度的 VKC 患者可先单独使用双效抗过敏药物控制病情[29]。控制不佳者加用低浓度的糖皮质激素滴眼液。对中重度的 VKC 患者,单独使用抗过敏药物通常效果不佳,应使用高浓度的糖皮质激素滴眼液,用药期间注意监测眼压。病情顽固的患者可联合应用免疫抑制剂滴眼液。随着病情缓解,糖皮质激素滴眼液应改为浓度较低的滴眼液或逐步减少用药频率,短期内(通常 3 周)逐渐停药。联合应用糖皮质激素和免疫抑制剂可以有效治疗中重度 VKC,但对于少数极严重或顽固的病例,控制 VKC 复发仍非常棘手。

3. 维持期　应用抗过敏滴眼液、人工泪液和免疫抑制剂滴眼液维持治疗,如缓解期很长,可以只用抗过敏滴眼液和人工泪液维持治疗。

4. 严重的结膜乳头增殖且药物治疗无效的患者,需手术治疗。

八、典型病例

典型病例一

患者 9 岁男孩，主因"右眼奇痒一个月"于 2016 年 6 月 15 日来我院就诊，用帕坦洛滴眼液无好转。既往：患者双眼多次行睑板腺囊肿切除术。否认过敏性鼻炎及哮喘，父亲有过敏性鼻炎。

眼科检查：视力右 0.8，左 1.0，IOP 右 14mmHg，左 16mmHg。双眼睑缘无充血，无鳞屑，右眼睑结膜轻度充血，上睑大小不一的乳头增生（图 3-8-10），其中可见巨乳头，乳头间可见白色分泌物，角膜中央偏上方可见一边界清楚的上皮缺损区，基底干净，角膜荧光染色（+）（图 3-8-2，图 3-8-3），下方角膜可见小片云翳。左眼睑结膜充血，上方睑结膜可见少量乳头及瘢痕，角膜透明，角膜荧光染色（−）。右结膜刮片可见嗜酸性粒细胞（图 3-8-7）。睑板腺红外照相显示睑板腺约 1/3 萎缩。

诊断：双眼春季卡他性角结膜炎（睑结膜型），右角膜盾形溃疡，双眼睑板腺功能障碍。

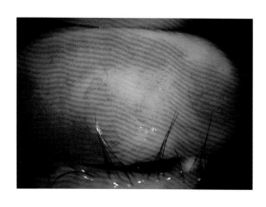

图 3-8-10　上睑结膜充血，可见大小不一的乳头增生

治疗:冷敷每日 3 次;0.1% 氟米龙滴眼液右眼每日 2 次;0.1% FK506 滴眼液双眼每日 2 次;0.3% 妥布霉素滴眼液(预防感染)右眼每日 1 次; 0.1% 玻璃酸钠滴眼液双眼每日 3 次。

2016 年 6 月 22 日(治疗一周)复诊,诉眼痒、眼红症状好转

查:IOP 右 13mmHg 左 16mmHg. 右上睑乳头变小变平(图 3-8-11),右角膜盾形溃疡基本愈合,留有斑翳(图 3-8-12),角膜荧光染色(–)(图 3-8-13)。

治疗:停 0.3% 妥布霉素滴眼液。0.1% 氟米龙滴眼液右眼每日 1 次; 0.1% FK506 滴眼液双眼每日 2 次;0.1% 玻璃酸钠滴眼液双眼每日 3 次。

2016 年 7 月 8 日(治疗三周后)复诊,诉无眼痒、眼红

眼科检查:视力右:1.0,左:1.2,IOP 右 13mmHg,左 17mmHg。右上睑

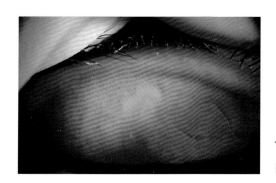

图 3-8-11　上睑乳头变小变平

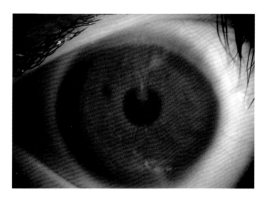

图 3-8-12　角膜盾形溃疡基本愈合,留有斑翳

乳头基本消失(图 3-8-14),角膜溃疡愈合(图 3-8-15),角膜荧光染色(–)(图 3-8-16)。

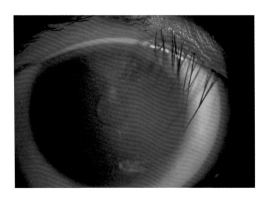

图 3-8-13　角膜荧光染色(–)

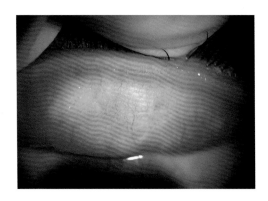

图 3-8-14　右上睑乳头明显变平,基本消失

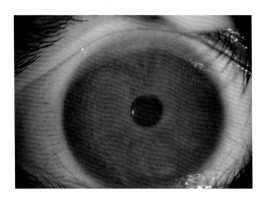

图 3-8-15　角膜透明,溃疡愈合

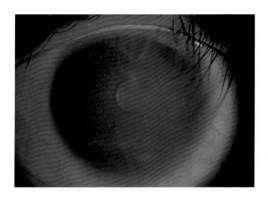

图 3-8-16　角膜荧光染色（一）

治疗:停 0.1% 氟米龙滴眼液。0.1% FK506 双眼每日 2 次,玻璃酸钠滴眼液双眼每日 3 次维持治疗。嘱其次年春夏季节发病前应用 0.1% 奥洛他定滴眼液每日 2 次预防。

典型病例二

9 岁男孩,主因双眼剧痒、眼红、黏性分泌物一个月,于 2016 年 7 月 20 日来我院就诊,滴地塞米松滴眼液、奥洛他定滴眼液无明显好转。既往:曾反复发作 5 年,每年以夏季明显。有过敏性鼻炎,否认哮喘史及过敏性疾病家族史。

眼科检查:视力右 0.5,左 0.1,IOP 双 11mmHg。双眼睑结膜轻度充血,未见明显乳头增生,球结膜轻度充血,角膜缘 360° 胶样隆起呈粉红色,左眼更显著(图 3-8-17,图 3-8-18)。双角膜荧光素染色弥漫点染,左角膜上皮下混浊(图 3-8-19,图 3-8-20),BUT 右 2 秒,左 1 秒。

诊断:双眼春季卡他性角结膜炎(角膜缘型)

治疗:冷敷;0.1% 氟米龙滴眼液双眼每日 3 次;0.1% 妥布霉素地塞米松滴眼膏每晚 1 次;0.1% FK506 滴眼液双眼每日 2 次;0.1% 玻璃酸钠滴眼液双眼每日 3 次。

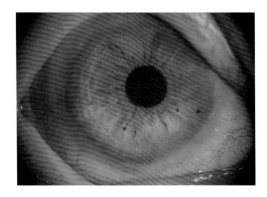

图 3-8-17　右眼球结膜轻度充血，角膜缘 360° 胶样隆起，呈粉红色

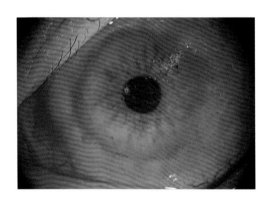

图 3-8-18　左眼球结膜轻度充血，角膜缘 360° 胶样隆起，呈粉红色，隆起较右眼显著

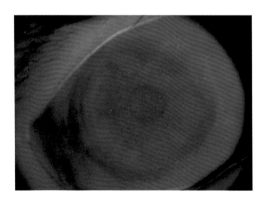

图 3-8-19　右眼角膜荧光素染色，弥漫点染

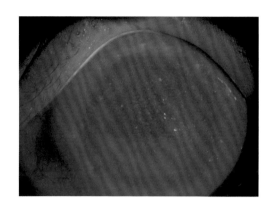

图 3-8-20 左眼角膜上皮下混浊,荧光素染色,弥漫点染

2016 年 7 月 27 日(治疗一周)复诊,诉眼痒、眼红症状明显好转

眼科检查:视力右 0.8,左 0.3,IOP,右 18mmHg 左 13mmHg。双眼结膜充血减轻,角膜缘胶样隆起明显好转(图 3-8-21 和 3-8-22),角膜荧光染色明显减轻(图 3-8-23,图 3-8-24)。

治疗:0.1% 氟米龙滴眼液双眼每日 2 次,嘱一周后改成每日 1 次,两周后停;0.1% FK506 滴眼液双眼每日 2 次;0.1% 玻璃酸钠滴眼液双眼每日 3 次。停 0.3% 妥布霉素地塞米松眼膏。

2016 年 8 月 27 日(治疗一月)复诊,诉无眼痒及其他不适

眼科检查:视力双 1.0,IOP 右 19mmHg 左 14mmHg。双眼角膜缘胶样隆起消失(图 3-8-25,图 3-8-26),角膜荧光着染基本消失(图 3-8-27,图 3-8-28)。

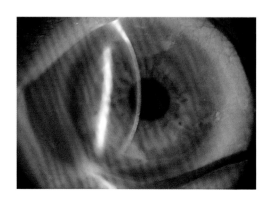

图 3-8-21 右眼结膜充血减轻,角膜缘胶样隆起明显好转

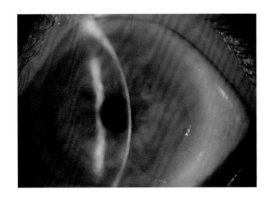

图 3-8-22　左眼结膜充血减轻，
角膜缘胶样隆起明显好转

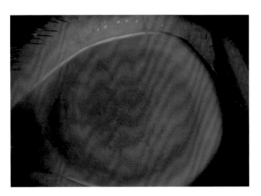

图 3-8-23　右眼角膜荧光染色
减少

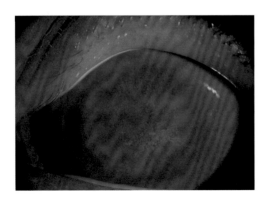

图 3-8-24　左眼角膜荧光染色
减轻

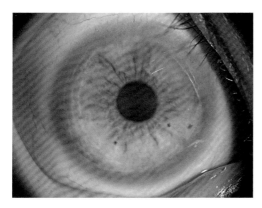

图 3-8-25　右眼角膜缘胶样隆起消失

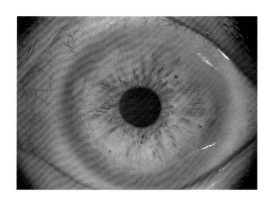

图 3-8-26　左眼角膜缘胶样隆起消失

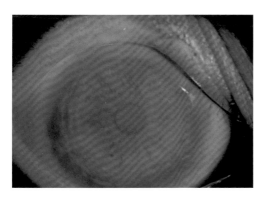

图 3-8-27　右眼角膜荧光着染基本消失

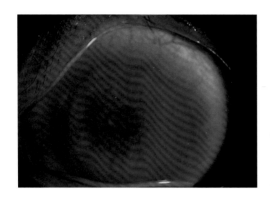

图 3-8-28　左眼角膜荧光着染基本消失

治疗：0.1% FK506 滴眼液双眼每日 1 次；0.1% 玻璃酸钠滴眼液双眼每日 3 次。嘱其次年春夏季节发病前，应用 0.1% 奥洛他定滴眼液每日 2 次预防。

本章要点

1. 春季卡他性角结膜炎（VKC）是双眼、季节性、反复发作的过敏性角结膜炎症，因其可累及角膜、损害视力，临床医生应给予足够重视。

2. VKC 的患者多为儿童和青少年，以男性多见，多数成年后可缓解。通常在春夏天气炎热时发作，天气转凉后缓解。

3. VKC 是 I 型和 IV 型超敏反应共同作用的结果。目前认为树、草、花粉是最常见的过敏原。

4. VKC 最典型的症状是眼奇痒和黏稠拉丝状分泌物。

5. 临床上根据发病部位将 VKC 分为睑结膜型、角膜缘型和混合型。其中睑结膜型特征性的体征是铺路石般的上睑结膜乳头增生和角膜盾形溃疡。角膜缘型特征性的体征是角膜缘胶样结节和 Horner-Trantas 点。

6. 临床上根据典型的病史(季节性、反复发作等)、症状和体征即可诊断 VKC。在此基础上,加上结膜分泌物涂片或结膜刮片查找到嗜酸性粒细胞,即可确诊 VKC。

7. 治疗原则

(1) 轻度 VKC 者,用双效抗过敏药,控制不佳者,短期加用糖皮质激素滴眼液。

(2) 中重度的 VKC 者,应首先用糖皮质激素滴眼液,或联合应用免疫抑制剂。用药期间监测眼压。

(3) 反复发作者,在疾病发作前可预防性使用双效作用药物或肥大细胞稳定剂。

(荣　蓓)

参考文献

1. Leonardi A,Busca F,Motterle L,et al. Case series of 406 vernal keratoconjunctivitis patients:a demographic and epidemiological study. Acta Ophthalmol Scand,2006,84: 406-410.

2. Uchio E,Kimura R,Migita H,et al. Demographic aspects of allergic ocular diseases and evaluation of new criteria for clinical assessment of ocular allergy. Graefes Arch Clin Exp Ophthalmol,2008,291-296.

3. Resnikoff S,Cornand G,Filliard G,et al. Limbal vernal conjunctivitis in the tropics. Rev Int Trachome,1988,34:53-71.

4. De Smedt S,Nkurikiye J,Fonteyne Y,et al. Vernal keratoconjunctivitis in school children in Rwanda and its association with socio-economic status:a population-based survey. Am

J Trop Med Hyg,2011,85:711-717.

5. 袁佳琴,祁明信,曲占魁,等。西北地区春季卡他性角结膜炎流行病学研究。中华眼科杂志,1986,22:43-44.

6. Bonini S,Bonini S,Lambiase A,et al. Vernal keratoconjunctivitis revisited. A case series of 195 patients with long-term follow-up. Ophthalmology,2000,107:1157-1163.

7. Dahan E,Appel R. Vernal keratoconjunctivitis in the black child and its response to therapy. Br J Ophthalmol,1983,67:688-692.

8. Awwad ST,Najjar DM,Aouad A,et al. Vernal keratoconjunctivitis presenting unilaterally. J Pediatr Ophthalmol Strabismus,2006,43:179-180.

9. Rao SK,Meenakshi S,Srinivasan B,et al. Perilimbal Bulbar Conjunctival Pigmentation in Vernal Conjunctivitis Prospective Evaluation of a New Clinical Sign in an Indian Population. Cornea,2004,23:356-359.

10. Cameron JA. Shield ulcers and plaques of the cornea in vernal keratoconjunctivitis. Ophthalmology,1995,102:985-993.

11. Tuft SJ,Dart JKG,Kemeny M. Limbal vernal keratoconjunctivitis:clinical characteristics and immunoglobulin E expression compared with palpebral vernal. Eye, 1989,3:420-427.

12. Totan Y,Hepsen IF,Cekiç O,et al. Incidence of keratoconus in subjects with vernal keratoconjunctivitis:a videokeratographic study. Ophthalmology,2001,108:824-827.

13. Sangwan VS,Jain V,Vemuganti GK,et al. Vernal keratoconjunctivitis with limbal stem cell deficiency. Cornea,2011,30:491-496.

14. Tuft SJ,Cree IA,Woods M,et al. Limbal vernal keratoconjunctivitis in the tropics. Ophthalmology,1998,105:1489-1493.

15. Bonini S,Lambiase A,Sgrulletta R,et al. Allergic chronic inflammation of the ocular surface in vernal keratoconjunctivitis. Curr Opin Allergy Clin Immunol,2003,3:381-387.

16. Le Q,Hong J,Zhu W,et al. In vivo laser scanning confocal microscopy of vernal keratoconjunctivitis. Clinical and Experimental Ophthalmology,2011,39:53-60.

17. Bielory L,Ghafoor S. Histamine receptors and the conjunctiva. Curr Opin Allergy Clin Immunol,2005,5:437-440.

18. Foster CS. Evaluation of topical cromolyn sodium in the treatment of vernal keratoconjunctivitis. Ophthalmology,1988,95:194-201.

19. Carnahan MC, Goldstein DA. Ocular complications of topical, peri-ocular, and systemic corticosteroids. Curr Opin Ophthalmol, 2000, 11: 478-483.

20. Singh S1, Pal V, Dhull CS. Supratarsal injection of corticosteroids in the treatment of refractory vernal keratoconjunctivitis. Indian J Ophthalmol, 2001, 49(4): 241-245.

21. De Smedt S, Nkurikiye J, Fonteyne Y, et al. Topical ciclosporin in the treatment of vernal keratoconjunctivitis in Rwanda, Central Africa: a prospective, randomised, double-masked, controlled clinical trial. Br J Ophthalmol, 2012, 96: 323-328.

22. Lambiase A, Leonardi A, Sacchetti M, et al. Topical cyclosporine prevents seasonal recurrences of vernal keratoconjunctivitis in a randomized, double-masked, controlled 2-year study. J Allergy Clin Immunol, 2011, 128: 896-897.

23. Tam P, Young A, Cheng L, et al. Topical tacrolimus 0.03% monotherapy for vernal keratoconjunctivitis-case series. Br J Ophthalmol, 2010, 94: 1405-1406.

24. Kheirkhah A, Zavareh M, Farzbod F, et al. Topical 0.005% tacrolimus eye drop for refractory vernal keratoconjunctivitis. Eye, 2011, 25: 872-880.

25. Ohashi Y, Ebihara N, Fujishima H, et al. A randomized, placebo-controlled clinical trial of tacrolimus ophthalmic suspension 0.1% in severe allergic conjunctivitis. J Ocul Pharmacol Ther, 2010, 26: 165-174.

26. Syrbopoulos S, Gilbert D, Easty D. Double-blind comparison of a steroid (prednisolone) and non-steroid (tolmetine) in vernal keratoconjunctivitis. Cornea, 1986, 5: 35-39.

27. Abelson M, Butrus S, Weston J. Aspirin therapy in vernal keratoconjunctivitis. Am J Ophthalmol, 1983, 95: 502-505.

28. Tanaka M1, Dogru M, Takano Y. Quantitative evaluation of the early changes in ocular surface inflammation following MMC-aided papillary resection in severe allergic patients with corneal complications. Cornea, 2006, 25(3): 281-285.

29. Mantelli F, Santos MS, Petitti T, et al. Systematic review and meta-analysis of randomised clinical trials on topical treatments for vernal keratoconjunctivitis. Br J Ophthalmol, 2007, 91: 1656-1661.

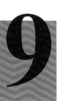

第九章　特应性角结膜炎

一、概述

（一）定义

特应性角结膜炎（atopic keratoconjunctivitis，AKC）是一种发生于面部患有特应性皮炎（atopic dermatitis，AD）患者的双侧眼睑和角结膜的慢性、过敏性炎症。特应性皮炎是一种难以确切定义的、以严重瘙痒为特征的、慢性的皮肤炎症性疾病。Besnier 首先描述了特应性皮炎特征，他的名字一直被欧洲人用来描述这种疾病，称为 Besnier 痒疹[1]（Besnierprurigo）。1892 年，Besnier 认识到特应性皮炎可能与哮喘和过敏性鼻炎有关。1920年，Perry 援引希腊语 atopos 而创造了 atopy（特应性）一词。1923 年，Cocoa 和 Cooke[2]首次提出用"atopy"的概念来描述具有过敏性疾病遗传背景的个体对许多常见的过敏原所发生的超敏反应。1935 年，Hill 和 Sulzberger 认为，这种瘙痒性皮疹和哮喘、过敏性鼻炎存在必然联系，并用 atopic dermatitis 来描述。

特应性皮炎是湿疹（eczema）的一种，是渗出性皮炎的通用名，又称异位性皮炎、特应性湿疹、Besnier 痒疹或遗传过敏性湿疹。1953 年，Hogan[3]首次报道了特应性皮炎合并慢性角结膜炎的病例，将 AKC 用于描述特应性皮炎引起的这种眼部病变，并沿用至今。

（二）流行病学

人群中约 5%~20% 的个体患有特应性疾病。通常于婴儿期和儿童期发病，其中 60% 发生于 1 岁以前，将近 90% 的病例在 5 岁前发生[4]，可延续至成人期，或成人时再发作，随年龄增长患病率显著下降，该病与一种或多种家族病史（哮喘、过敏性鼻炎、发热、结膜炎）有关。2013 年，对 12 个城市 1~7 岁儿童现场抽样流行病学调查结果显示，我国儿童特应性疾病患病率达 12.94%。轻微特应性疾病包括食物过敏、荨麻疹和非遗传性血管性水肿。皮肤损害形态多样，包括红斑、囊泡、大疱、苔藓样和结节状病变。由于特应性皮炎没有特异性的皮肤损害形态、实验室指标以及组织学特性，其诊断主要基于一组临床特征。Wise 和 Sulznberger[5]确定特应性皮炎包括从婴儿到成年的疾病谱，以及与其他特应性疾病的密切相关性。特应性皮炎的流行病学研究很难评估，其原因是诊断标准的差异、收集病例的随访较差以及大多数为回顾性研究等因素。

AKC 多发生于 20~50 岁，少年发病罕见，近年也有低至 7 岁、高达 76 岁发病的报道[6-7]。约有 15%~67.5% 特应性皮炎患者的病变累及眼部[8-9]，双眼对称发病，临床表现多样，通常是非特异性的，包括眼部瘙痒、流泪、畏光和黏液样分泌物等，统称为 AKC。由于 AKC 可累及角膜导致视力下降，因此是一种潜在的高致盲性疾病。男女患病比例报道不一致，研究显示[6]，男：女 =2.4：1，也有报道男性略少于女性，该病无地域和人种的差异。

AKC 患者通常有儿童期湿疹的病史，直到青少年期才有眼部症状，由于早期病情较轻，到医院就诊的患者并不多。初期总是表现为眼外病变，包括皮炎、枯草热或哮喘[10]。大多数患者有特应性皮炎的家族史，眼部炎症的发生与皮炎状况无关。常年均可发病，炎热的天气可加重。与春季过敏性结膜炎不同,AKC通常可持续50或60年,有时会威胁视力。

二、病因

(一) 遗传

既往研究表明,AKC和特应性皮炎患者有很强的家族遗传倾向[11],主要表现为:

1. 三分之二的患者具有另一种特应性疾病的家族史;

2. 父母亲等家族成员有过敏性疾病史者,患本病的概率显著增加;

3. 同卵双胎患者在该病的遗传特性上高度一致;

4. 其遗传模式可能是常染色体显性的多因素模式;

5. 基因连锁分析证明IgE活性和染色体11q之间的强关联。

遗传因素主要影响皮肤屏障功能与免疫平衡,患者常常有Th2为主介导的免疫学异常。

(二) 环境

环境因素包括环境变化、生活方式改变、过度洗涤、感染和变应原等,是诱发或加重特应性皮炎的诱因。

1. 过敏原　如大豆、小麦、鸡蛋、肉、奶、花生;

2. 吸入物　如灰尘、螨虫、花粉、动物毛发;

3. 刺激物　如肥皂、洗涤剂等化学物质、粗糙服装(羊毛、腈纶);

4. 大气环境　如热、低湿度、温度突变、气压快速升高;

5. 其他　精神紧张、焦虑、抑郁,出汗,抓伤,皮肤上细菌或真菌数量多等。

可以通过详细地询问患者病史和进行皮肤试验来鉴定环境中的刺激物和过敏原。

特应性皮炎在城市和较冷的温带地区有较高的发病率,这可能与环境因素和心理压力有关[1,12]。四季均可发病,少数有季节性加重,接触动物、灰尘或一些食物可促发。宠物过敏也是特应性皮炎的常见病因,但具体过程还不清楚。某些对水或化学品有特应性反应倾向的特定职业患者(如理发师或医疗护工)病情可能恶化,高达80%职业性皮炎发生于特应性体质的个体中[13]。治愈后特应性皮炎患者仍存在对刺激物发生接触性皮炎的风险,并有皮肤的高反应性免疫应答。

特应性皮炎是哮喘的危险因素,甚至没有哮喘病史的成年特应性皮炎患者也具有呼吸道高敏感性。近年来特应性皮炎的发病率逐渐上升,可能与生活习惯和环境的改变有关。

（三）细菌

AKC 患者常伴有金黄色葡萄球菌感染,因为葡萄球菌可以通过释放溶血素、凝固酵素、蛋白质 A 等酶和毒素引起皮炎。但是,金黄色葡萄球菌菌落本身是否在 AKC 的发病中起重要作用尚存争议。

三、发病机制

AKC 的具体发病机制尚不清楚。目前认为 AKC 是由 IgE 介导、肥大细胞和嗜酸性粒细胞参与的 I 型和IV型变态反应共同作用的疾病,其发病不单纯是机体对某一种变应原发生的超敏反应,而且与机体的特应性体质有关。另外,目前的研究支持该病是一种与免疫反应并不一致的局部组织的免疫应答,这在指导 AKC 的治疗方面有重要意义。

有研究[6]发现早期 AKC 患者睑结膜中肥大细胞数目高出正常人 3~5 倍,而且大多数肥大细胞紧密相连,嗜酸性粒细胞聚集,杯状细胞增生,血液和泪液中 IgE 含量均明显高于正常人,对多种常见过敏原的皮肤试验呈阳性,常伴有枯草热、哮喘或其他特应性疾病的病史或家族史,故提出 AKC 是由 IgE 介导、肥大细胞和嗜酸性粒细胞参与的 I 型超敏反应。嗜酸细胞是过敏性结膜炎的主要作用细胞之一,各种细胞因子从嗜酸细胞释放出来并渗入局部结膜组织,导致 AKC 的发生。

此外研究发现[14],特应性皮炎和 AKC 患者受损皮肤中常见 T 细胞聚集,而且某些 T 细胞亚型功能缺陷,故认为特应性皮炎和 AKC 的发病机制并不仅仅是 I 型超敏反应。单核细胞分类分析显示:AKC 患者结膜上皮中的 T 细胞(CD3)、Th 细胞(CD4)、巨噬细胞(Mac 1,CD14)、Langerhans 细胞(CD1)、具有 IL-2 受体的细胞(CD25)比例均显著高于正常人。以上研究结果支持 AKC 是 I 型和IV型超敏反应共同参与的局部免疫反应。

四、临床表现

(一) 症状

眼痒是 AKC 的主要症状,其他常见症状包括眼红、干涩、烧灼感、异物感,当病变累及角膜后,出现眼痛、畏光、流泪及视物模糊。分泌物一般呈水样或浆液状。没有明显的季节性,接触刺激物后症状明显加重。

(二) 体征

包括眼睑、结膜、角膜、晶状体等眼部异常表现(表 3-9-1),及眼外的皮肤病变。

1. 眼睑 早期表现为眼睑皮肤的红斑、渗出等湿疹样反应(图 3-9-1)，儿童和年轻人可见，后期出现鳞屑、结痂、苔藓样变。Dennie-Morgan折痕即下睑下方皮肤皱褶(图 3-9-2)较常见，是由长期的下睑皮炎引起的特征性的眼睑皱纹，一般是单眼，偶见双眼。外眦可见泪液的浸渍、皲裂、皮肤糜烂、湿疹样改变，眼周苍白或色素沉着。眼睑的肿胀和苔藓样变可致睑缘充血、眼睑增厚、脱睫、解剖结构破坏，部分病例出现瘢痕性泪小点外翻、眼睑外翻或内翻、上睑下垂。睑缘见黏液样分泌物，可致晨起眼睑粘连。常发生睑板腺功能障碍、睑缘炎和睑板腺炎，高达 67% 的患者睑缘分离出金黄色葡萄球菌。

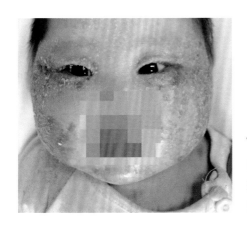

图 3-9-1 眼睑皮肤病变早期表现为红斑、渗出等湿疹反应，后期出现鳞屑、结痂

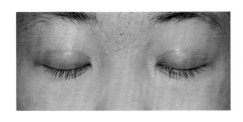

图 3-9-2 双下眼睑处可见 Dennie-Morgan 眶下皱褶

2. 结膜 16%~32% 的 AKC 患者有结膜病变，主要发生在下穹窿和睑结膜。结膜外观苍白，但在炎症加重时，可能发生球结膜水肿、角膜缘

充血,上下睑结膜乳头肥大或呈卵石样,滤泡形成,上睑结膜可形成巨乳头(>1mm)。结膜和巩膜外血管扩张(图 3-9-3),有时持续扩张。多数患者可有结膜上皮下纤维化,表现为线状或星状瘢痕,随病程进展,严重者可导致睑球粘连及穹窿部缩短,下睑结膜和球结膜之间的粘连类似于眼类天疱疮的睑球粘连,但并非那么广泛和渐进性发展。球结膜水肿、苍白,近角膜缘偶尔可有胶样增生,个别患者可发现类似于春季角结膜炎的 Horner-Trantas 点[15]。长期结膜慢性炎症的结果导致结膜杯状细胞的丢失可引起干燥性角结膜炎、干眼和黏液性分泌物。

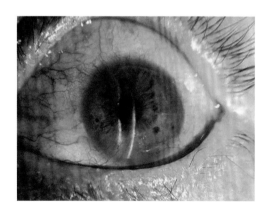

图 3-9-3　结膜和巩膜外血管扩张

3. 角膜　随着眼睑和结膜炎症的反复发作,AKC 常累及角膜(图 3-9-4),发生率高达 75%,引起患者视力下降,因此是一种潜在的致盲性眼病。病变以浅层点状角膜炎多见,早期为上皮内微小囊肿形成,可发展成持续性上皮缺损和角膜浅层溃疡,此后上皮发生角化。约 13%~22% 的患者可合并单纯疱疹病毒感染,通常是双侧的,与一般的病毒性角膜炎相比,病变更广泛且更难以治疗。另外,可合并细菌性角膜炎、边缘性角膜溃疡、丝状角膜炎、角膜混浊、类脂质性角膜变性、假性老年环、65% 的角膜病变者可以观察到周边角膜血管翳和新生血管形成,特别是在上方象

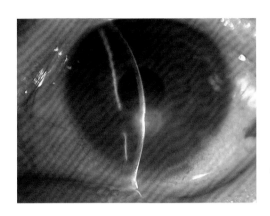

图 3-9-4　角膜中央偏下方斑翳

限。角膜基质层变薄,可发生圆锥角膜,严重者可致角膜穿孔。

AKC 患者中圆锥角膜[6,10]的发生率为 0.5%~38%,其发生机制尚不明确。大量研究显示可能的原因有:①由于角膜发生退行性改变、眼内压向外压迫角膜所致;②由于结膜肥大细胞释放蛋白水解酶引起角膜基质层胶原纤维损害,角膜基质层进行性变薄、扩张所致;③由于眼部发痒的患者经常揉眼睛引起角膜基质层变薄所致。该圆锥角膜特点为儿童期发病,数年后停止发展,可产生明显视力障碍。

4. 其他眼部病变

(1) 并发性白内障:患者白内障发生率为 10%~38%,与发病年龄、严重性或病程无关。发病高峰为 15~25 岁,大多数为双侧。初期表现为前囊下或前皮质星状混浊(图 3-9-5),或称马尔他十字形(Maltese cross),进展缓慢或迅速,中年患者中往往发展迅速。后期酷似成熟期年龄相关的皮质性白内障。由于 AKC 患者都有糖皮质激素点眼史,所以很难确定该类白内障与 AKC 是否有直接关系。

(2) 视网膜脱离:特应性皮炎患者发生视网膜脱离的几率高于一般人群,表现类似于创伤性视网膜脱离,原因不清楚,可能是不经意的自我损伤,如剧烈揉眼等造成的眼挫伤。日本报道的特应性皮炎患者并发视

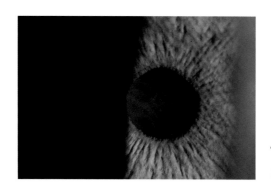

图 3-9-5 晶状体前囊下星状混浊

网膜脱离的病例,年龄集中在 10~19 岁和 20~29 岁,且多伴发白内障或有白内障手术史。

(3) 其他报道较少的眼部病变:眼球运动障碍、视神经病变、葡萄膜炎和青光眼等。尽管该病的表现主要局限于眼表,但在 AKC 患者中发现葡萄膜炎的发病率较正常人高。

表 3-9-1　特应性角结膜炎的眼部表现

部位	表现
眼睑	眼睑湿疹
	硬化和苔藓样睑缘
	真皮增厚
	明显的眼睑褶皱
	眼睑色素增加或脱失
	瘢痕性睑外翻
	上睑下垂
	葡萄球菌性睑缘炎
	睑板腺炎
	继发性皮肤感染
结膜	苍白、水肿
	充血和黏液分泌物
	乳头状肥大,巨乳头
	结膜增厚,角膜缘胶样增生

续表

部位	表现
	结膜上皮下纤维化和瘢痕
	穹窿缩短
	睑球粘连形成
	上皮角化
角膜	点状上皮角膜炎
	周边或中央溃疡
	周边或中央角膜瘢痕
	血管翳和深部角膜血管
	Horner-Trantas 点
	圆锥角膜
	眼睑角膜病变
	易致葡萄球菌和单纯疱疹感染
晶状体	前囊下盾样或十字样白内障
	后极性白内障
其他	葡萄膜炎
	视网膜脱离

5. 全身皮肤病变

特应性皮炎的临床表现多种多样,包括特应性皮炎、接触性皮炎、湿疹、风疹、血管神经性水肿、继发性皮肤感染等。其中以特应性皮炎最为严重,其最典型的特征是皮肤干燥、慢性湿疹样皮炎和剧烈瘙痒。

特应性皮炎患者或者其家族中有明显的"特应性"体质,表现为:①有易患哮喘、过敏性鼻炎、湿疹的家族性倾向;②经常对异种蛋白产生过敏现象;③血清 IgE 升高;④血液嗜酸性粒细胞增多。

典型的特应性皮炎具有特定的湿疹表现和上述 4 个特点,绝大多数初发于婴幼儿期,部分可发生于儿童和成人期,根据不同年龄段的表现,临床上分为婴幼儿期、儿童期、青年与成人期 3 个阶段。

1）婴幼儿期（出生至 2 岁）：呈急性或亚急性湿疹状。其特应性皮炎通常位于面颊部、额部、四肢的伸侧及头皮的红斑丘疹、瘙痒性皮疹，皮疹可干燥或渗出，严重的患儿，通常可以看到与哭泣性病变相关的全身性皮肤受累。牙周裂和乳痂也很常见。大多数婴幼儿特应性皮炎在 2 或 3 岁时消失，伸侧的病变可能持续到青春期。该病也可能在儿童期或成年期重新发作。

2）儿童期（2~12 岁）：呈亚急性或慢性湿疹状。多由婴幼儿期演变而来，也可不经过婴幼儿期而发生。儿童期病变特征是皮肤干燥、肥厚（图 3-9-6），很少渗出，有明显苔藓样变。更多的红斑丘疹位于关节的屈面、面部和颈部，特别是口周和眼周区域（图 3-9-7）、肘窝（图 3-9-8）、腘窝（图 3-9-9）、手（图 3-9-10）、脚、臀部、大腿等部位。

3）青少年和成人期（12 岁以上）：皮损与儿童期类似，以亚急性和慢性皮炎为主。此阶段病变转移到肘部和膝部弯曲面，手足皮炎变成主要的临床和职业问题。红斑水疱或苔藓样变位于面部、颈部和上

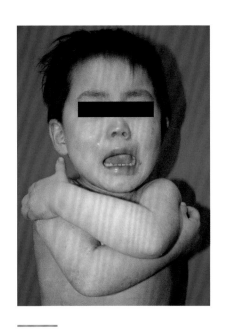

图 3-9-6　儿童皮肤干燥，哭泣相关全身病变，上肢伸侧皮疹多

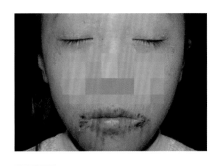

图 3-9-7　双侧上下眼睑和口周皮肤可见红斑、干燥、鳞屑损害

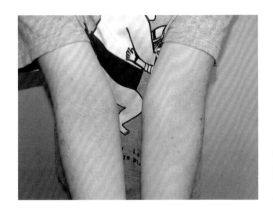

图 3-9-8 双肘屈侧可见苔藓化皮炎损害

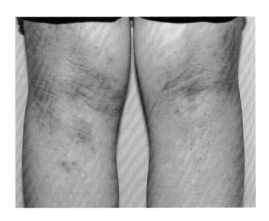

图 3-9-9 双侧腘窝可见苔藓化皮炎损害

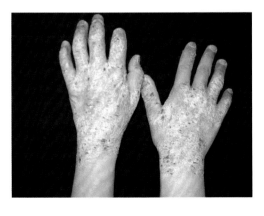

图 3-9-10 双手背伸侧可见苔藓化红色斑块,表面有较多白色鳞屑和抓痕

方躯干、肘部、膝弯等,大部分呈干燥、肥厚性皮炎损害。持续炎症是成人患者的特征。

特应性皮炎患者有一些有助于疾病诊断的特征性表现,包括皮肤很干燥(图 3-9-11)、鱼鳞病、掌纹症、毛周角化、手足部湿疹、乳头湿疹、盘状湿疹、唇周炎、汗疱疹、眼睑湿疹、非特异性圆锥角膜、前囊下型白内障、复发性或慢性结膜炎、眼周黑晕、Dennie-Morgan 折痕、面色苍白、面部红斑、前颈部皱褶、鼻下和耳根皱褶处湿疹,出汗时瘙痒、容易皮肤感染、对羊毛和脂质溶剂不耐受、食物超敏反应、皮肤试验反应性升高的血清 IgE、易受环境或情绪因素的影响,同时有其他特应性疾病如过敏性哮喘及过敏性鼻炎等。这些特征对特应性疾病的诊断都有重要参考意义。

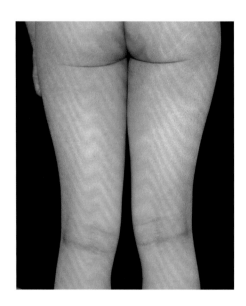

图 3-9-11　臀部和双下肢皮肤明显干燥

特应性皮炎的加重因素主要是刺激物,如化学品和洗涤剂,其他还有感染、情绪、压力、出汗和瘙痒等。10% 以下的儿童特应性皮炎的一个重要致病因素是食物过敏[12,16],最常见的致敏食物有鸡蛋、牛奶、海鲜、坚果、小麦和大豆。对于大龄儿童和老年患者,没有证据表明与摄入某一种食物有关。

患有严重特应性皮炎的儿童可导致生长发育迟缓[12],其涉及因素众多,其中一个重要原因是对局部和全身性单纯疱疹病毒和细菌感染的易感性增加,这可能与患者的免疫功能障碍和皮肤破损有关。Kaposi 水痘样疹(也称疱疹性湿疹),就是一种发生在特应性皮炎患者受累皮肤上的快速播散性单纯疱疹病毒感染,是儿童特应性皮炎中最常出现的并发病变。90% 成年的特应性皮炎患者局部有金黄色葡萄球菌,故脓疱性皮损很常见。顽固性疣和传染性软疣在特应性皮炎中也很常见。

特应性皮炎有持续数月至数年的慢性、反复性病程,并且有不明原因的加重或缓解,大多数患者有随年龄增长而痊愈的趋势,30%~50% 的患者病变会持续至成年。预后比较差的征象包括迟发性、反向模式(屈面代替伸面)、广泛的婴儿皮炎、特应性皮炎的家族史、早期对食物过敏史和相关的过敏性鼻炎。

五、诊断

AKC 的诊断主要是依据其典型的眼部表现和特应性皮炎病史,其中病史对于 AKC 的诊断尤为重要。

(一) AKC 诊断依据

1. 病史 AKC 患者常主诉有严重的持续性眼周瘙痒等不适病史和特应性皮炎史。一般有家族史,父母或其一有特应性过敏表现,如哮喘(65%)或过敏性鼻炎(65%)。通常还有季节性或接触相关因素加重的病史。

2. 典型症状 严重瘙痒、干涩、畏光、流泪、异物感及视物模糊等不适。

3. 体征

(1) 眼睑病变:眼睑皮炎、湿疹样改变、睑缘炎或充血、睑内翻或外翻;

(2) 结膜病变:充血、水肿、上睑结膜乳头增生、巨大乳头、滤泡形成及结膜纤维化上皮内微小囊肿形成,穹窿缩短和睑球粘连等;

(3) 角膜病变:浅层点状角膜炎、上皮内微小囊肿形成、持续性角膜上皮缺损、上皮角化及角膜溃疡形成;

(4) 角膜缘:角膜缘胶样隆起;

(5) 眼外皮肤病变:特应性皮炎、湿疹、血管神经性水肿和继发性皮肤感染。

4. 除外感染性结膜炎、接触性结膜炎、春季卡他性角结膜炎及瘢痕性类天疱疮。

(二) 特应性皮炎诊断

特应性皮炎是一种异质性疾病,常常隐匿发病,表现多种多样,诊断需要一定标准。临床上一般是根据其病史、临床表现(慢性对称性湿疹样皮疹)、家族史,以及实验室检查如血中嗜酸性细胞、IgE 水平、皮肤点刺试验、斑贴试验等多方面的证据综合考虑。2014 年,中华医学会皮肤性病学分会免疫学组和特应性皮炎协作研究中心共同制定了《中国特应性皮炎诊疗指南》,推荐采用英国 Williams 特应性皮炎诊断标准,这是目前应用比较广泛的一种诊断标准,也是国外 Hanifin 和 Rajka 诊断标准的改良版,简便易行,特异性和敏感性较高,适用于我国目前的临床实践需要。

特应性皮炎 Williams 诊断标准：

1. 主要标准　近 12 个月皮肤瘙痒史；

2. 次要标准　①屈侧皮炎湿疹史，包括肘窝、腘窝、踝前、颈部（10 岁以下儿童包括面颊部）；②哮喘或过敏性鼻炎史（或一级亲属 4 岁以下儿童发生特应性疾病史）；③近年来全身皮肤干燥史；④有屈侧湿疹（4 岁以下儿童面颊、前额和四肢伸侧湿疹）；⑤2 岁前发病（适用于大于 4 岁者）。

确定诊断：主要标准 +3 条或 3 条以上次要标准。

特应性皮炎有典型表现者诊断并不困难，但临床上有部分患者表现不典型，勿轻易排除特应性皮炎的诊断，应当仔细检查和问诊，必要时进行长期随访。

特应性皮炎还应当与脂溢性皮炎、非特应性湿疹、单纯糠疹、鱼鳞病、疥疮、副银屑病、嗜酸性粒细胞增多性皮炎、皮肤 T 细胞淋巴瘤、Netherton 综合征、高 IgE 综合征、特应性皮炎样移植物抗宿主病等疾病相鉴别。

（三）辅助检查

一般依据临床表现、病史和家族史即可诊断 AKC，极少数患者可能需要借助辅助检查来明确诊断。

1. 结膜刮片活检　可以发现结膜内有大量肥大细胞聚集，结膜上皮呈过度有丝分裂，结膜杯状细胞明显增多，Giemsa 染色可见嗜酸性粒细胞。需要注意的是，正常人的角膜缘周围的结膜中杯状细胞几近缺如，取材时应避开角膜缘。

2. IgE 测定　AKC 患者的血浆 IgE 水平通常升高，常伴有嗜酸性粒细胞增多。泪液中 IgE 水平也升高。IgE 水平往往随疾病严重程度的不同而异，但也有一些重症患者的 IgE 值正常。所以，AKC 患者症状的严重程度和形态学特征与患者血清和泪液中的 IgE 含量并无明显相关性。

3. 共聚焦显微镜检查[17,18]　　共聚焦显微镜是一种能观察活体角膜各层细胞形态的设备,通过观察 AKC 患者角膜中的细胞形态、与其他角膜疾病相鉴别可以辅助临床诊断,并可以观察和评价临床治疗效果。郎格汉斯细胞是 AKC 患者角膜中的特异表达细胞,正常角膜中央区极少见到活化的郎格汉斯细胞,只有在角膜免疫反应发生时,如角膜移植排斥反应或免疫性角膜疾病才可见到多树突的郎格汉斯细胞。郎格汉斯细胞是免疫系统的抗原呈递细胞,能将处理后的抗原物质递呈给 T 细胞,协调免疫反应过程。经过抗组胺治疗后,角膜中的郎格汉斯细胞数量减少。另外,AKC 患者的角膜知觉降低,共聚焦显微镜可见角膜基质中神经的断裂、扭曲、分叉异常等改变。

六、鉴别诊断

临床上诊断 AKC 主要依据其典型的眼部表现和特应性皮炎的病史,但也需要与下列疾病相鉴别。

(一) 春季卡他性角结膜炎

春季卡他性角结膜炎(vernal keratoconjunctivitis,VKC)发病年龄较早,多在青春期后自然缓解,而 AKC 发病较晚,病程多迁延不愈。75%~80%的 AKC 患者伴有其他部位的过敏性疾病,而 VKC 常单独发病。VKC 常是首次出现的过敏反应,而 AKC 通常在其他特应症出现后的若干年后才发病。AKC 出现睑球粘连,而 VKC 很少出现结膜下瘢痕和穹隆部缩短。

(二) 眼瘢痕性类天疱疮

眼瘢痕性类天疱疮(ocular cicatrizing pemphigoid,OCP)与严重的

AKC 在临床表现上很难区分,但二者的治疗方法完全不同,所以鉴别诊断很重要。二者在结膜活检中均有上皮过度有丝分裂,但 AKC 的结膜杯状细胞增生明显,组织培养的成纤维细胞正常;而 OCP 结膜上皮杯状细胞低于正常人,甚至几乎完全缺如,但成纤维细胞过度增生。

(三) 接触性皮炎 / 结膜炎

接触性皮炎 / 结膜炎(contact dermatitis/conjunctivitis)多为接触肥皂、乳膏、洗涤剂、化妆品、滴眼液等物质后,出现眼红、刺激感、发痒,检查可见下睑结膜乳头增生和滤泡形成,伴有眼睑接触性皮炎。

七、治疗

AKC 是全身特应性疾病所伴发的角膜结膜炎症,在治疗 AKC 的同时,须请皮肤科医生会诊治疗特应性皮炎。治疗主要包括,特应性皮炎的治疗和 AKC 的治疗两个方面。

(一) 特应性皮炎的治疗

1. 治疗目标　特应性皮炎是慢性复发性疾病,其致病因素众多而机制不甚清楚,所以,目前缺乏高效和特异性的治疗方法,几乎没有治愈的可能。因此该病的治疗目标是缓解或消除临床症状、消除诱发和(或)加重因素、减少和预防复发,提高患者生活质量。主要治疗措施包括改善环境、避免接触变应原和触发因素、全身或局部应用药物(糖皮质激素、抗组胺药物、肥大细胞稳定剂、免疫调节剂、抗生素等)治疗、严重的患者住院治疗和心理治疗等(表 3-9-2)。正规和良好的治疗可使特应性皮炎的症状完全消退或显著改善,患者可享受正常生活。

表 3-9-2 特异性皮炎的治疗方法

治疗措施	具体方法
1. 一般治疗	去除刺激物和强光因素
	避免接触过敏原
	避免温度变化
	皮肤保湿
2. 抗炎	糖皮质激素
	紫外线治疗
	焦油乳液
3. 控制炎症介质	抗组胺药
	肥大细胞稳定剂
	月见草油
	磷酸二酯酶抑制剂
	白三烯拮抗剂
	血小板活化因子拮抗剂
4. 免疫调节	胸腺素
	干扰素 -γ
	IVγ 球蛋白
	IgE 五肽
	环孢霉素
5. 控制感染	
6. 住院治疗	
7. 心理治疗	

2. 一般治疗 做好患者教育,建立良好医患关系,让患者了解该病,积极预防和治疗。具体方法包括:

(1)避免接触过敏食物或吸入剂等触发因素,尤其对于婴幼儿和儿童阶段的患者,避免摄入如花生、蛋、牛奶、鱼、大豆和小麦等。

(2)改善生活环境,如保持适宜的温度和湿度,不养宠物和花草等。

(3)皮肤护理:通过频繁的沐浴(水温 32~40℃,每日一次,每次

10~15 分钟)改善皮肤的干燥情况和清除表皮污垢和微生物,并涂抹诸如矿物油或矿脂类保湿剂和润肤剂(每日 2 次)。

3. 外用药物治疗

(1) 采用皮肤科止痒剂、消毒剂和脱屑剂用于水浴和局部涂抹,每日 2 次。

(2) 糖皮质激素:局部外用可以有效地减少红斑性丘疹病变或滤泡性湿疹的皮肤炎症,是特应性皮炎的一线疗法。急性发作时,一般采用强度足够的制剂来迅速控制病情,如强效的糠酸莫米松乳膏、超强效的卤米松和氯倍他索乳膏,每日 2 次。炎症控制后逐渐过渡到中弱效激素或钙调神经磷酸酶抑制剂,如 0.1% 曲安奈德乳膏、丁酸氢化可的松乳膏(中效)和 1% 氢化可的松乳膏(弱效)。面部、颈部及皱褶部位和儿童患者推荐使用中弱效激素,1% 氢化可的松霜或膏可用于维持治疗,每周使用 2~3 次,能有效减少复发。

(3) 钙调神经磷酸酶抑制剂:对特应性皮炎有较好的疗效,多用于面颈部和褶皱部位,包括 1% 吡美莫司乳膏和他克莫司软膏,前者多用于轻中度病变,后者用于中重度病变,其中儿童建议用 0.03% 浓度,成人建议用 0.1% 浓度,该类药可与激素联合或序贯使用,也是维持治疗的较好选择(每周使用 2~3 次),以减少复发。

(4) 外用抗微生物制剂:由于细菌、真菌定植或继发感染可诱发或加重病情,对于较重患者尤其有渗出的皮损者,系统或外用抗生素有利于控制病情,但不要长期使用。常用红霉素膏或夫西地酸凝胶每日 1~2 次,持续用 1~2 周。

(5) 其他外用制剂:氧化锌油(糊)、黑豆馏油软膏对特应性皮炎也有效,1%~3% 硼酸溶液等湿敷药物可以减轻急性期的渗出,多塞平乳膏和非甾体抗炎药物有止痒作用。

4. 系统治疗　全身阻断炎性细胞释放化学介质的药物疗法目前应用很局限,可以在皮肤科医生指导下应用下列药物:

(1) 抗组胺药物和抗炎症介质药物;

(2) 系统抗感染药;

(3) 糖皮质激素;

(4) 免疫调节剂[19];

(5) 其他:如可用于缓解瘙痒、改善皮肤状况的药物。

5. 照射疗法　太阳灯紫外线(UV-B)照射或补骨脂素联合紫外线 A (UV-A)的暴露疗法(PUVA)。但这种治疗可以加速皮肤老化及增加患皮肤癌的风险。皮肤表面的 X 射线照射也可以减轻炎症反应。

6. 其他治疗　对于长期治疗效果不好的患者,可以根据临床症状和体征进行中医中药的辅助治疗;住院治疗通常对顽固性或广泛性皮炎患者大有益处;心理治疗有助于缓解患者伴发的紧张情绪;血浆置换主要用于一些具有高 IgE 和 IgE 抗葡萄球菌抗体的患者。

(二) AKC 的治疗

随着年龄的增长和特应性皮炎的反复发作,眼睑皮肤病变可累及结膜和角膜,即导致 AKC 的发生。如果早期未得到及时治疗,角膜病变加重,则引起视力下降,严重者甚至失明,因此,在皮科和内科治疗的同时,眼科医生应当积极治疗 AKC 患者的眼部病变,控制病情进展,预防并发症的发生。AKC 的治疗主要分为一般治疗和药物治疗两大部分。

1. 一般治疗

(1) 加强患者教育:让患者了解 AKC 是一种慢性迁延性疾病,需要长期用药维持治疗,如果不加干涉和保护,可能出现严重的眼部并发症。要指导患者远离过敏原,避免接触刺激物、宠物等。

(2) 日常预防护理：改善患者的日常生活环境，避免接触刺激物和过敏原。尤其要保证室内空气质量和温度，应安装空气过滤设备，用吸尘器清除灰尘，改换被褥材料，发作季节减少户外活动。因为机械刺激可以诱发肥大细胞脱颗粒，从而加重瘙痒等症状，还可引起感染，所以要避免揉眼。注意营养和锻炼，生活作息规律，增强体质。眼部接触过敏原后，可以用冷水或人工泪液清洗。不宜戴角膜接触镜。

(3) 患病期护理：采用眼部冷敷或冰敷，以减轻不适症状。可用人工泪液点眼，或用消毒生理盐水洗眼来大幅度降低过敏原及致炎因子浓度。推荐使用不含防腐剂的人工泪液。不要持续用水冲眼，以免降低泪膜的稳定性。

2. 药物治疗 首选抗过敏眼药，然后按照病情的轻重来使用糖皮质激素滴眼液。对于严重的 AKC，要加用免疫抑制剂以及全身应用糖皮质激素。

(1) 眼睑皮炎和睑缘炎的治疗：糖皮质激素眼膏(0.5%~1% 氢化可的松，或 0.1% 妥布霉素地塞米松)每天晚上清洁睑缘后涂抹 1 次，有助于减轻眼睑水肿和炎症，其长期使用的并发症是皮肤萎缩和毛细血管扩张。如果合并有睑缘炎，应坚持做睑缘护理，包括睑缘擦洗和涂药，葡萄球菌性睑缘炎需要用足量抗生素治疗，如夫西地酸眼用凝胶，每晚 1 次。如有倒睫或眼睑位置异常且危及到角膜，就需要手术矫正。

(2) 结膜和角膜炎的治疗：可依据 AKC 病情轻重采取不同的治疗。

1) 抗组胺药物：全身使用抗组胺药可以缓解眼部瘙痒和流泪的症状，有学者建议最大剂量使用全身抗组胺药物，如酮替芬(1mg/ 次，2 次 / 日)，西替利嗪(10mg 晚上口服)。

眼局部常用 0.05% 富马酸依美斯汀滴眼液，根据病情，每天 2~4 次。眼部抗组胺剂和血管收缩剂的联合应用比单独使用有效，可以很快减轻症状,但不能从根本上改变免疫病理过程或并发症,目前常用的是马来酸非尼拉敏盐酸萘甲唑啉滴眼液(pheniramine naphazoline),每3~4小时一次。由于此病为慢性病程,要避免过度使用血管收缩剂。

2)肥大细胞稳定剂:对于大部分患者,肥大细胞稳定剂可以有效减轻症状。目前推荐使用的是2%或4%色甘酸钠滴眼液(4次/日)或吡嘧斯特钾滴眼液(2次/日),可有效减轻痒、流泪、畏光及对激素药物的依赖。4%色甘酸钠常用于AKC的预防和维持治疗。常年有症状的患者可以全年用4%色甘酸钠,若症状加重而未使用色甘酸钠者,需开始给予每天4次点眼,同时联合使用糖皮质激素滴眼液,短期冲击(7~10天)。其他肥大细胞稳定剂如萘多罗米,洛度沙胺等,也可有效治疗本病。

3)双效作用药物:该类药物具有抗组胺和稳定肥大细胞的双重作用,可快速控制眼痒、眼红等过敏症状,且作用持续稳定。急性发作期可选用双效作用的药物如0.1%奥洛他定滴眼液,每日2次;或0.05%氮䓬斯汀滴眼液每日2次;或0.05%酮替芬滴眼液,每天4次。

4)糖皮质激素:严重的AKC患者可以局部使用糖皮质激素滴眼液进行短期冲击治疗,用以治疗结膜炎症或角膜点状上皮炎,如醋酸泼尼松龙滴眼液,每天8次,7~10天减量或停用,有助于控制症状和体征。不建议长期使用糖皮质激素类滴眼液,以减少继发白内障、青光眼和感染的风险,对防腐剂敏感的人则会出现眼表损害,应选用无防腐剂的剂型。使用糖皮质激素类药物的患者需监测眼内压,注意防止金黄色葡萄球菌睑缘炎和眼睑、结膜或角膜的单纯疱疹病毒的复发。目前临床常用0.1%氟米龙或0.5%氯替泼诺,每日3次,症状好转后减量,并逐渐停药。

局部用糖皮质激素可以控制大多数AKC患者。少数局部用药无法控制的、伴随视力损害的严重AKC可以联合内科和皮肤科医生共同治疗,短时间全身应用糖皮质激素,如泼尼松30mg,晨服一次,连续5~7天。

5）免疫抑制剂：环孢霉素 A 滴眼液[20]是一种安全有效地治疗 AKC 的药物，可单独用药，也可联合糖皮质激素应用，能迅速缓解 AKC 的临床症状和体征。用法：环孢素 A 每日每百公斤体重 3~5mg。

环孢素 A 滴眼液每日 3~4 次，每次 1 滴，缓解期可以每日 1 次维持治疗，其不良反应主要有用药后短暂性视物模糊、眼红、流泪、眼部分泌物增多、眼睑水肿和眼睑皮肤浸渍等。环孢霉素是脂溶性药物，初期应用可出现眼痒、流泪及油性分泌物增多现象，随着使用时间延长及对症处理，症状逐渐可缓解并最终消失。

6）人工泪液：可以缓解眼干的症状，隔断、稀释或清除过敏原。如果 AKC 症状体征得到充分控制后，仍然持续存在点状角膜上皮染色，则需要人工泪液（最好是不含防腐剂人工泪液）点眼，最少每天 4 次。

7）并发症预防：患者需要持续监测感染以及角膜缘充血和血管翳的进展，阻止角膜血管化、瘢痕形成和变薄。角膜上皮缺损药物治疗不佳时，可以考虑用治疗性角膜绷带镜或采用羊膜覆盖、睑缘缝合等手术以保护角膜。泪点栓塞常效果不佳。

有眼睑和角膜表面单纯疱疹病毒感染的患者可给予抗病毒药物，如 0.15% 更昔洛韦眼用凝胶，每日 2~3 次。如果反复频繁发生上皮型 HSV 角膜炎，可考虑长期口服阿昔洛韦（400mg，每天 2 次）预防频繁复发。病毒感染控制后，须注意避免长时间使用局部抗病毒药，减少其引起的角膜上皮细胞毒性。

8）并发症的治疗：

a. 当炎症消退后，可行眼表成形术、羊膜移植术、角膜缘干细胞移植等手术来处理 AKC 的角结膜并发症。

b. 用激光治疗角膜新血管，但极容易复发。

c. 治疗性角膜绷带镜可以为变薄的角膜提供保护，隐形眼镜下血管翳的形成可避免角膜穿孔。

d. 小穿孔可以用氰基丙烯酸酯胶或小的治疗性板层角膜移植术治疗,较大的穿孔可能需要大面积的角膜重建或角膜移植手术。

e. 睑缘缝合可保护角膜植片,但应注意,如果长期缝合,很多患者发展成慢性上睑下垂。

f. 严重的睑外翻可能需要采用眼睑矫正手术来治疗。

g. 并发性白内障可行白内障摘除加人工晶状体植入术,手术效果一般较好。术后应用糖皮质激素可能会发生眼内压增高、激素性青光眼应注意监测眼压,且要注意在白内障手术前后有发生视网膜脱离的危险。

h. 严重角膜溃疡、穿孔及圆锥角膜需行穿透性角膜移植手术,术后发生移植排斥的风险较高,且有单纯疱疹病毒的发生或复发的可能。AKC 和高 IgE 血症被认为是角膜移植手术失败的高危因素,排斥反应和继发感染是手术失败的主要因素。

9）血浆置换治疗:血浆置换可用于治疗罕见的严重特应性皮炎和高 IgE 综合征的患者。

八、典型病例

患者,男性,23 岁。

主诉:反复发生双眼红、痒数年,双眼进行性视力下降两个月。

患者近年来反复发生双眼红、痒、干涩等不适,晨起有黄色分泌物,时有加重,自行点一些抗生素眼液,未曾规范治疗。近两个月感觉双眼视物模糊,右眼为著,呈无痛性、进行性加重,就诊于当地,诊断为白内障,并建议手术治疗。

既往史:出生后两个月开始出现颜面部皮肤湿疹,22 年来皮肤瘙痒明显,以夜晚为重。近 9 年来,皮疹多次加重,表现为头面、躯干、四肢屈侧对称性皮疹,时轻时重,复发时红斑和渗液均较明显。曾局部使用各种激素药膏有好转,停药 1~2 天后即加重。3 个月前,皮疹再次发作,就医时给予糖皮质激素——复方倍他米松 1ml 肌内注射,此后口服醋酸泼尼松和抗过敏药物,目前病情平稳。既往患过敏性鼻炎、哮喘,否认药物过敏史,家族中母亲和弟弟均患特应性皮炎。

　　眼科检查:视力右 0.4/J2,左 0.6/J2;眼压右 15mmHg,左 12mmHg。

　　眼睑皮肤干燥、粗糙,见鳞屑、皱褶和少许红斑,眉毛和睫毛脱失,睫毛根部见鳞屑(图 3-9-12),睑缘充血,睑板腺开口堵塞,泪河窄,双下睑结膜及球结膜充血,上睑结膜见细小乳头(图 3-9-13),角膜透明,BUT5~6 秒,

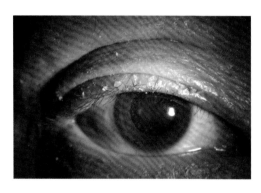

图 3-9-12　眼睑皮肤褶皱、渗出、结痂、鳞屑、白内障

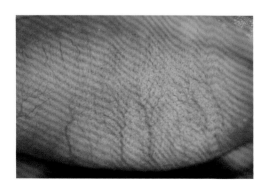

图 3-9-13　睑结膜细小乳头增生

上皮点染(图3-9-14),前房中深,房水清,瞳孔大小形态及对光反射正常,晶状体周边见点状、柱状致密混浊、前囊下片状混浊,右眼为重(图3-9-15),眼底大致正常。

全身皮肤检查:头面部、颈部、耳廓后、胸腹部皮肤苔藓样变。四肢屈侧见糠状鳞屑,或呈灰褐色鱼鳞样变(图3-9-16至图3-9-20)。

诊断:双眼特应性角结膜炎,双睑缘炎,睑板腺功能障碍,双眼白内障,特应性皮炎。

治疗:

1. 嘱避免接触过敏原和刺激物,加强润肤、润眼护理,定期复查。

2. 眼科治疗

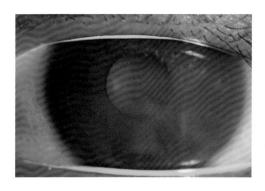

图 3-9-14 角膜上皮点状染色

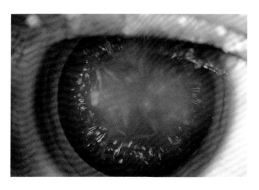

图 3-9-15 右眼晶状体周边致密混浊及前囊下混浊

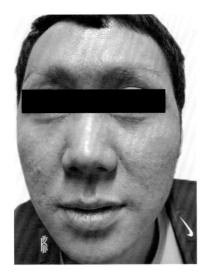

图 3-9-16 面部皮肤干燥、粗糙、脱屑、脱眉

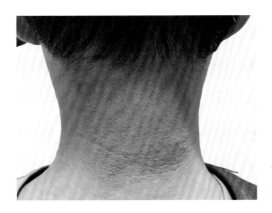

图 3-9-17 后颈部皮损

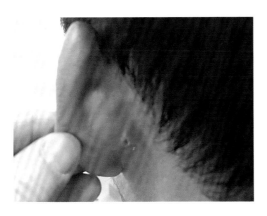

图 3-9-18 耳后皮肤病损

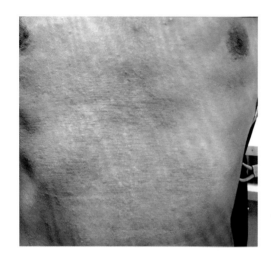

图 3-9-19　前胸皮肤苔藓样变

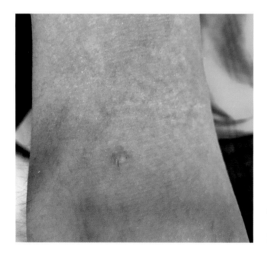

图 3-9-20　上肢屈侧皮损

（1）双眼睑缘清洁、湿敷、按摩，妥布霉素地塞米松眼膏涂睑缘，每晚1次，共2周，然后改夫西地酸眼膏。

（2）玻璃酸钠滴眼液每日4次或根据需要多次点眼。

（3）吡诺克辛滴眼液，每日3次。

3. 皮科治疗

（1）口服药物　醋酸泼尼松（15mg隔日1次）、酮替芬（1mg/次，2次/

日)、西替利嗪(10mg 晚上口服)、孟鲁司特(10mg 每日 1 次)、润燥止痒胶囊(4 粒 / 次，3 次 / 日)。

(2) 外用药物　普特波(3 次 / 日)、去氯乳膏和 10% 鱼肝油软膏 1∶1 混合后涂干燥处(2 次 / 日)、10% 氧化锌软膏封包肥厚处(晚上 1 次)、0.1% 他克莫司软膏涂面部，以口周和眼睑为主。

本章要点

1. AKC 是一种发生于面部患有特应性皮炎患者双侧眼睑、角膜和结膜的慢性过敏性炎症，多于 20~50 岁发病，可持续数十年，双眼对称。

2. 临床表现多样，常主诉有严重的持续性眼周瘙痒等不适症状，可见眼睑、结膜和角膜异常，可导致视力下降，是一种潜在的高致盲性疾病。

3. AKC 发病原因复杂，患者通常有儿童期湿疹的病史，而且有很强的家族遗传性。

4. AKC 可能是 IgE 介导、肥大细胞和嗜酸性粒细胞参与的 I 型和IV 型超敏反应共同作用的疾病。

5. 诊断依据主要为典型的眼部表现和特应性皮炎病史及家族史。

6. 在皮科和内科治疗特应性皮炎的同时，眼科医生应当积极治疗眼部病变。急性发作期可选用双效作用的滴眼液，如 0.1% 奥洛他定、0.05% 氮䓬斯汀或 0.05% 酮替芬，或采用抗组胺药联合肥大细胞稳定剂，如依美斯汀滴眼液联合吡嘧司特或色甘酸钠滴眼液,也可辅助应用 0.025/0.3% 萘甲唑林 / 非尼拉敏滴眼液,以减轻结膜充血。病情严重者可短期加用糖皮质激素及免疫抑制剂,控制病情进展,以预防并发症的发生。稳定期可选用肥大细胞稳定剂或双效作用药物。应用不含防腐剂的人工泪液是重要的辅助用药。

（李海丽）

参考文献

1. HanifinJM.Epidemiology of atopic dermatitis. Monoger,Allergy,1987,21:116-131.

2. CoccaAF,Cook RA. On the classification of the phenomena of hypersensitiveness. J Immunol,1923,8:163-182.

3. Hogan MJ. Atopic keratoconjunctivitis.AM J Ophthalmol,1953,36:937-947.

4. Prose PH,SedlisE.Morphologic and histochemocal studies of atopic dermatitis in infants and children.J Invest Dermatol 1960,34:149.

5. Wise E,Sulzberger MB. Editorial remarks in Year book of dermatology and syphilogy, 59,Chicago,1933,Year Book Medical Publishers.

6. Tuft SJ,KemenyDM,DartJK,et al. Clinical features of atopic keratoconjunctivatis. Ophthalmology,1991,98:150-158.

7. Power WJ,Tugal-TukunI,Foster CS. Long-term follow-up of patients with atopic keratoconjunctivatis. Ophthalmology,1998,105:637-642.

8. Rich LF,Hanifin JM,Ocular complications of atopic dermatitis and other eczemas. IntOphthalmol Clin,1985,25:61-76.

9. DogruM,Nakagawa N,TetsumotoK,et al. Ocular surface disease in atopic dermatitis. Jpn J Ophthalmol,1999,43:53-57.

10. Foster CS,Calonge M. Atopic keratoconjunctivatis.Ophthalmology,1990,97:992-1000.

11. RajkaG. Natural history and clinical manifestations of atopic dermatitis. Clin Rev Allergy,1986,4:3-26.

12. HanifinJM. Atopic dermatitis in infants and children. PediatrClin North Am,1991,38:763-789.

13. ShmunesE,Keil JE. Occupational dermatosis in south Calolina:a descriptive analysis of cost variables.J Am Acad Dermatol,1983,9:861-866.

14. Metz DP,BaconAS,Holgat S,et al.Phenotypic characterization of T cells infiltrating the conjunctiva in chronic allergic eye disease. J Allergy ClinImmunol,1996,98:686-696.

15. FriedlaenderMH. Disease affecting the eye and skin.In:FriedlaenderMH,ed.*Allergy and immunology of the eye.* Hagerstown,PA:Harper and Row,1979.

16. Sampson HA,McCaskillCC. Food hypersensitivity and atopic dermatitis. Evaluation of 113 Patients,J Pediatr,1985,107:669-675.

17. Hu Y,Matsumoto Y,Adan ES,et al. Corneal in vivo confocal scanning laser microscopy in patients with atopic keratoconjunc-tivitis. Ophthalmology,2008,115:2004-2012.

18. Bergtold A,Desai DD,Gavhane A,et al. Cell surface recycling of internalized antigen permits dendritic cell priming of B cells. Im-munity,2005,23:503-514.

19. Leung DYM:Immune mechanism in Atopic dermatitis and relevance to treatment, Allergy Proc,1991,12:339-346.

20. Ozcan AA,Ersoz TR,Dulger E.Management of severe allergic conjunctivitis with topical cyclosporin a 0.05% eye drops.Cornea,2007,26:1035-1038.

第十章 巨乳头性结膜炎

一、概述

（一）定义

巨乳头性结膜炎（giant papillary conjunctivitis，GPC）是一种以上睑结膜巨大乳头增生为特点的慢性过敏性结膜炎症。人们对这种疾病的认识历史并不很长。1974 年，Spring 博士注意到，在 170 名配戴亲水性接触镜的患者中，78 名出现了上睑结膜的病变。结膜刮片可见嗜酸性粒细胞，病理特点为结膜上皮下炎症。随后，1977 年 Allansmith 对这类疾病进行总结，并以形态特点命名为巨乳头性结膜炎[1]。

由接触镜导致的乳头性结膜炎有时候也被称为接触镜相关乳头性结膜炎（contact lens-induced papillary conjunctivitis，CLPC）。CLPC 可以是接触镜引起的乳头状结膜病变，不限于乳头的大小[2]。而 GPC 严格上指直径 >1mm 的乳头，但病因不限于接触镜，还可以是眼表线结、义眼、巩膜加压物、生物胶、角膜上皮化的异物等慢性刺激。GPC 的准确的发病率很难统计，有文献显示，约 20% 的接触镜使用者可发生 GPC[3]。

（二）流行病学

接触镜类型不同，GPC 的发病率也不同。软性接触镜的 GPC 发生率可达 10%~15%,透气性硬性接触镜的发生率约 1%~5%,二者的发病率相差可达 10 倍左右[4]。日抛型软性接触镜发生率和透气性硬镜相当。夜戴型接触镜 GPC 的发生率可提高三倍左右。

患有哮喘、枯草热等过敏体质的人是 GPC 的高危人群[5]。

二、病因

眼表慢性机械性刺激是 GPC 的危险因素。最常见的病因是接触镜的配戴,包括软性、硬性、高透气硬性角膜接触镜等,其次包括义眼配戴、暴露于眼表的缝线结等。患者从开始配戴镜片到发病的时间一般在 10 个月以上,平均时间大约为 31 个月[6]。接触镜上的抗原,包括黏液、蛋白、细菌、脱落的细胞、细胞碎屑以及来自空气的污染物是引起 GPC 的主要原因,一般认为,抗原越多,引起 GPC 的几率越大。

三、发病机制

机械性损伤和免疫反应是 GPC 发生的原因。

(一) 机械性损伤

接触镜上的抗原及其机械性摩擦是 GPC 产生的首要原因,其机制是镜片的边缘或者镜片本身对上睑结膜的慢性刺激导致机械性损伤。Ballow 等将 GPC 患者使用的接触镜给猴配戴,可见猴睑结膜产生了和 GPC 相似的病理改变,而将新的接触镜,或者未发生 GPC 的人用过的接触镜给猴配戴,却并不产生类似的改变[7]。正常配戴接触镜会在接触镜表面留下抗原,配戴 30 分钟,镜片表明的沉积物面积可达到 50%,配戴 8

小时,则沉积物的面积可达镜片的 90%[8,9]。沉积蛋白的数量和接触镜的类型、含水量以及离子特点均相关[10]。这些沉积物难以被彻底清洗[11]。正常人每日瞬目可达 16 000~19 000 次,瞬目过程中这些沉积物可对结膜产生摩擦和刺激,导致结膜细胞受损。

(二)免疫反应

受损的结膜细胞可以释放嗜中性粒细胞趋化因子,致使结膜上皮以及基质中固有的中性粒细胞、淋巴细胞等发生活化[12,13]。肥大细胞也在此过程中发挥重要作用。对 GPC 患者的结膜进行活检发现,结膜上皮中肥大细胞增加,而基质层的肥大细胞并无明显的增加[14]。结膜刮片还可以发现嗜酸粒细胞和嗜碱粒细胞等[13]。GPC 患者泪液中的炎症因子如 IL-6 也会明显升高,有研究表明,IL-6 及其受体 IL-6sr 比正常人升高 4~8 倍[15]。泪液中的免疫球蛋白,如 IgE,IgG,甚至 IgM 都会明显升高[16]。上述免疫细胞及其因子等共同参与了 GPC 的形成。

四、临床表现

GPC 的主要临床表现为摘镜后的眼痒、眼红、烧灼感、晨起黏液性分泌物增多、畏光、戴镜适应性下降等等。如无治疗,病情可加重,可因接触镜表面蛋白沉积导致视力模糊。

(一)临床分期

主要体征为结膜充血以及上睑部特异性的巨大乳头,按其疾病进程可以分为四个阶段[1,3](图 3-10-1)。

1. 结膜外观正常期　早期主要表现为结膜充血和增厚等非特异性

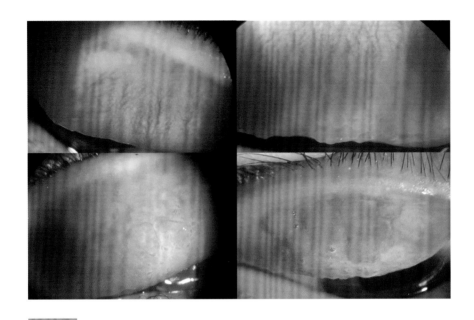

图 3-10-1　GPC 的病程分期:左上:结膜外观正常期;右上:均匀乳头期;左下:非均匀乳头期;右下:巨乳头期

表现,此期睑结膜外观基本正常期,或者只见血管弓伴多条垂直于睑缘的放射状血管分布于结膜面,结膜光滑、湿润,具有粉红色外观。

2. 均匀乳头期　随着病情的进展,炎症细胞浸润,结膜开始出现明显的增厚和混浊。随着结膜与刺激物的接触,睑结膜将出现乳头,开始为均匀一致的小乳头,乳头直径一般不超过 0.3mm,需荧光素染色在钴蓝光下可见。

3. 非均匀乳头期　此阶段乳头大小不一,球结膜充血,角膜缘上部可见血管翳,角膜可出现混浊。

4. 巨乳头期　当乳头的直径大于 1.0mm 时,称为巨乳头。此阶段以上睑出现巨乳头为典型的特点。

（二）结膜乳头分型

根据乳头的分布范围，可以将其分为局限型和弥漫型两种类型（图3-10-2）。

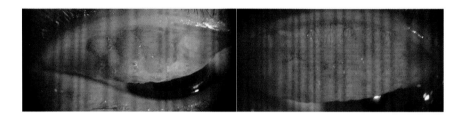

图 3-10-2　局限型乳头（左图）和弥漫型乳头（右图）

1. 局限型　GPC 的上睑结膜表面，乳头通常只累及部分结膜，以上睑中央区以及中央偏睑缘侧居多。

2. 弥漫型　GPC 中，乳头可以侵及全部的睑结膜面[2]。

二者的发生比例相当，与接触镜的材质类型无明确的相关性。有报道称，局限型乳头的发生多和配戴高透氧性接触镜相关，而弥漫型乳头则与低透氧性接触镜有关。弥漫型的症状和体征均比局限型的更重。

（三）结膜乳头分区

乳头发生的部位和患者的症状也具有一定的关联。根据图 3-10-3 所示，上睑睑板区的睑结膜可以划分为 3 个区域，靠近睑板边缘的为 1 区，靠近睑缘的为 3 区，两区之间为 2 区。而在睑板区睑结膜的两侧及穹窿部的结膜，称为交界区或者过渡区。正常生理性的乳头一般位于交界区，在评估 GPC 体征的时候不需考虑。而软镜形成的乳头一般从 1 区和 2

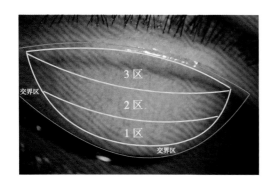

图 3-10-3　上睑结膜受累区域示意图

区开始,并逐渐蔓延到全部的 3 个区域,而硬镜和硅凝胶接触镜形成的乳头一般从 2 区和 3 区开始,并持续局限在这两个部位[2]。

五、诊断

有配戴接触镜、安装义眼、眼表手术的病史,结合临床体征不难诊断。春秋两季是过敏性疾病发生的高峰期,GPC 的发生也有类似的倾向。

过去诊断 GPC 强调上睑结膜需要出现大于 1mm 的结膜乳头。现在认为出现眼痒、分泌物增多,结膜充血、视物模糊等症状,存在 0.3mm 及以上的乳头也可以诊断该病[17]。

根据 GPC 的进展过程,可以将 GPC 分为 4 级,即临床前阶段、轻度、中度、重度(表 3-10-1)。轻度病例乳头较小,如缺乏明显的乳头隆起体征,可根据患者的病史和症状给予诊断。分级诊断可帮助我们更好地区分不同阶段的疾病特点,但是患者的症状和体征往往并不一致。有的患者主诉很轻,但是睑结膜的改变却非常明显,反之有的患者症状很重,结膜面却只有轻度或早期的改变。总体上来说,GPC 和 VKC 比较类似,形态学和病理结构非常类似,角膜上也可以出现 Trantas 点以及点状角膜上皮病变[17]。临床病史是区分二者的重要标准。慢性 GPC 患者可出现泪液失调。

表 3-10-1 GPC 的症状和体征分级

临床分级		症状	睑板结膜充血	乳头反应
1级	临床前阶段	无症状,或者轻度黏液,患者可自述摘镜后偶痒。可见接触镜分泌物涂布	轻度充血,正常血管走行	无大乳头
2级	轻度	轻度黏液、接触镜分泌物涂布、接触镜不耐受(如配戴接触镜感觉明显,配戴时间缩短)	轻度充血,血管走行部分缺失	0.3~0.5mm
3级	中度	接触镜配戴不舒服,中度黏液、接触镜分泌物涂布,接触镜过多活动	中度充血,早期结膜下瘢痕,结膜血管走行不可辨认	0.5mm 或更大,小乳头簇集
4级	重度	不能配戴接触镜,中度黏液,接触镜分泌物涂布严重	中度到重度充血,结膜瘢痕增加	>1mm 及以上,可伴有顶端染色

六、鉴别诊断

(一) VKC

因 VKC 也可出现较大的乳头,需要根据病史和体征进行鉴别。VKC 一般发生在青春期的儿童,其发生与接触镜的配戴无关,严重者还可发生角膜溃疡和角膜混浊。而 GPC 一般有明确的病史,不伴有严重的角膜损伤。

Trantas 小点在 VKC 中常见,然而在 GPC 中却并不多见。VKC 刮片可见嗜酸性粒细胞的存在,以及嗜酸阳离子蛋白(ECP)和主要碱性蛋白(MBP)含量升高。GPC虽也可同样如此,但细胞的数量、蛋白的含量都很少。另外VKC患者泪液的组胺水平较高,而GPC患者无明显升高。

（二）干眼

干眼患者也可有眼痒,眼红、烧灼感、刺痛感等症状,但无明显的睑结膜增殖的表现。通过对泪液分泌的量和泪膜稳定性等检查可明确干眼。但应注意,GPC患者因长期配戴接触镜可损伤结膜杯状细胞,破坏泪膜的稳定性并导致泪液异常而伴有干眼。

（三）睑缘炎

睑缘炎患者也可有眼痒,眼红、刺痛感及干涩感等症状,可出现睑缘充血、分泌物增多等现象,但无睑结膜巨乳头。但是,GPC患者同样因长期配戴接触镜,影响睑板腺及睑缘生理功能,可伴有明显的睑缘炎。

（四）其他类型过敏性结膜炎

SAC和PAC等过敏性结膜炎也以眼痒为主。体征上表现为结膜充血、水肿等非特异性表现,但结膜没有明显增殖型表现,且少有眼表慢性刺激的病史,可予以区别。

七、治疗

（一）治疗原则

1. GPC的病因相对明确,首要的治疗是去除致病病因。对于严重的病例,要求患者暂时停戴接触镜。

2. 减轻症状为治疗的主要目标,替换接触镜并辅助药物治疗,可使 GPC 的症状减少 79%[18]。

(二) 治疗方法

1. 改进卫生习惯　良好的卫生习惯可以减少 GPC 的发生,改进卫生习惯包括合理清洁镜片减少接触镜表面沉积物的形成和减少接触镜接触时间两个方面。

(1) 使用表面活性剂对接触镜做定期的清洗,至少每日一次。如配戴义眼,应每天予以去污剂进行清洗,用无菌盐水或者冷开水洗涤并干燥储存。改善并做好清洗镜片流程后,50% 的患者可继续配戴接触镜[19]。

(2) GPC 通常属于时间依赖性的,结膜表面和异物接触的时间越长,其病情越重。因此,可嘱患者减少配戴接触镜的时间,必要时停戴。如因工作和社交需要而长时间配戴者,也可以采取前半日和后半日各一对镜片的办法,减少抗原对结膜的刺激。配戴义眼者,也应要求患者在夜间取出,养成良好的卫生习惯。减少持续配戴时间,20% 的患者可继续配戴接触镜[19]。

2. 替换接触镜　配戴不合适的接触镜是引起 GPC 的另一诱因,边缘翘起设计的镜片更易造成上睑结膜的创伤,需要注意;将直径较大的镜片更换为直径较小的镜片,也可以减少结膜的刺激;对镜片的材料和设计的优化,选用硬性透气性的接触镜、日抛型接触镜以及低含水量的甲基丙烯酸甲酯镜片,有助于体征的改善。研究表明,82% 的患者可因更换为高透氧镜片而继续配戴接触镜。而改为日抛型接触镜,则最为有效,91% 的患者可继续配戴接触镜[19]。

3. 辅助药物治疗

（1）人工泪液：可帮助冲洗接触镜表面的残余物以及眼内的抗原，减轻过敏反应症状。

（2）肥大细胞稳定剂：可以抑制钙离子的跨膜转运，而防止肥大细胞脱颗粒，阻止炎症介质的释放[19]。可考虑使用 0.1% 吡嘧司特滴眼液每日 4 次。双效作用药物如 0.1% 奥洛他定滴眼液，每日 2 次。

（3）局部激素：用于治疗病情严重者，主要作用是减轻眼睑的充血和炎症[20]。可予以 0.1% 氟米龙或 0.5% 氯替泼诺，每日 3 次，减轻结膜炎症[21]。长期使用存在青光眼、白内障等风险，使用时需注意。

（4）他克莫司：用于严重的 GPC 患者，尤其利于结膜巨乳头的消退。可予 0.05%~0.1% 他克莫司滴眼液每日 2 次，连续使用 3 个月，之后缓慢递减用量，一般使用半个月后巨大乳头可逐渐消失[22]。

4. GPC 分级治疗方案　不同阶段的 GPC 治疗策略不同。

（1）对于 1 级 GPC（临床前期），患者通常无症状，只需每 4~6 个月一次的定期随访。

（2）对于 2~3 级 GPC（轻度到中度）的患者，建议立刻停戴接触镜 2~4 周。根据结膜的恢复情况，改用短期配戴型接触镜。配戴时间从日抛到 2 周均可，并推荐使用含有过氧化氢成分的清洁剂，每 1~2 周清洁一次[16]。如患者配戴接触镜后仍有症状，可再停用 2~4 周，改为日抛型接触镜或者透气性硬镜，并联合使用肥大细胞稳定剂，保持每年 3~4 次随诊。

（3）对于 4 级患者（重度），停戴接触镜至少 4 周，后改用日抛型或者透气性硬镜。同时使用药物控制炎症，角膜及结膜乳头顶部的荧光素着色是否消退是治疗此期的关键。如在治疗过程中，这些体征均消退，则治愈的可能性会较大。在症状和体征控制后，患者可重新配戴接触镜，配戴日戴型接触镜，并在 4 周以内更换一次的话，GPC 的发病率则有望降至 4.5%。

八、典型病例

患者，男 36 岁。因双眼眼红，不适感增强就诊。既往配戴角膜接触镜18年，偶尔配戴过夜。查双眼上下睑可见多量巨乳头，结膜轻度充血（图3-10-4）。诊断为双眼 GPC。嘱咐患者暂时停戴角膜接触镜，给予玻璃酸钠滴眼液，每日 4 次，吡嘧司特钾滴眼液每日 3 次。2 周后患者症状减轻，睑结膜乳头减轻。

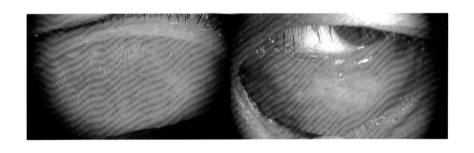

图 3-10-4   双眼双上下睑可见巨乳头

本章要点

1. 巨乳头性结膜炎（GPC）是一种主要以上睑结膜巨大乳头增生为特点的慢性过敏性结膜炎症。其中由角膜接触镜引起的也被称为接触镜相关乳头性结膜炎（CLPC）。其他因素包括义眼及眼表线结等。

　　2. 机械性损伤和免疫反应是 GPC 发生的共同机制。

　　3. GPC 的临床表现为眼痒、眼红、烧灼感、晨起黏液性分泌物增多、畏光、戴镜适应性下降等。可分为结膜外观正常期、均匀乳头期、非均匀乳头期、巨乳头期四个阶段。

　　4. 有配戴接触镜、安装义眼、眼表手术的病史,结合临床体征可临床诊断 GPC。同时需要注意和 VKC 鉴别。

　　5. 治疗　去除病因、改进卫生习惯、替换接触镜等可有助于控制 GPC,是治疗的首要步骤。人工泪液及肥大细胞稳定剂可控制一般患者的症状和体征。对于严重患者,可使用糖皮质激素和免疫抑制剂治疗。

(吴　元)

参考文献

1. ALLANSMITH M R,KORB D R,GREINER J V,et al. Giant papillary conjunctivitis in contact lens wearers. Am J Ophthalmol,1977,83(5):697-708.

2. SKOTNITSKY C C,NADUVILATH T J,SWEENEY D F,et al. Two presentations of contact lens-induced papillary conjunctivitis(CLPC)in hydrogel lens wear:local and general. Optom Vis Sci,2006,83(1):27-36.

3. ABELSON M B,SOTER N A,SIMON M A,et al. Histamine in human tears. Am J Ophthalmol,1977,83(3):417-418.

4. KORB D R,ALLANSMITH M R,GREINER J V,et al. Biomicroscopy of papillae associated with hard contact lens wearing. Ophthalmology,1981,88(11):1132-1136.

5. BEGLEY C G,RIGGLE A,TUEL J A. Association of giant papillary conjunctivitis with

seasonal allergies. Optometry and vision science:official publication of the American Academy of Optometry,1990,67(3):192-195.

6. HART D E,SCHKOLNICK J A,BERNSTEIN S,et al. Contact lens induced giant papillary conjunctivitis:a retrospective study. Journal of the American Optometric Association,1989,60(3):195-204.

7. BALLOW M,DONSHIK P C,RAPACZ P,et al. Immune responses in monkeys to lenses from patients with contact lens induced giant papillary conjunctivitis. The CLAO journal: official publication of the Contact Lens Association of Ophthalmologists,Inc,1989,15(1): 64-70.

8. FOWLER S A,ALLANSMITH M R. The surface of the continuously worn contact lens. Arch Ophthalmol,1980,98(7):1233-1236.

9. FOWLER S A,ALLANSMITH M R. Evolution of soft contact lens coatings. Arch Ophthalmol,1980,98(1):95-99.

10. RICHARD N R,ANDERSON J A,TASEVSKA Z G,et al. Evaluation of tear protein deposits on contact lenses from patients with and without giant papillary conjunctivitis. The CLAO journal:official publication of the Contact Lens Association of Ophthalmologists, Inc,1992,18(3):143-147.

11. FOWLER S A,ALLANSMITH M R. The effect of cleaning soft contact lenses. A scanning electron microscopic study. Arch Ophthalmol,1981,99(8):1382-1386.

12. ELGEBALY S A,DONSHIK P C,RAHHAL F,et al. Neutrophil chemotactic factors in the tears of giant papillary conjunctivitis patients. Investigative ophthalmology & visual science,1991,32(1):208-213.

13. ALLANSMITH M R,KORB D R,GREINER J V. Giant papillary conjunctivitis induced by hard or soft contact lens wear:quantitative histology. Ophthalmology,1978,85(8): 766-778.

14. BIELORY L. Allergic and immunologic disorders of the eye. Part Ⅱ:ocular allergy. The Journal of allergy and clinical immunology,2000,106(6):1019-1032.

15. SHOJI J,INADA N,SAWA M. Antibody array-generated cytokine profiles of tears of patients with vernal keratoconjunctivitis or giant papillary conjunctivitis. Jpn J Ophthalmol,2006,50(3):195-204.

16. DONSHIK P C,EHLERS W H,BALLOW M. Giant papillary conjunctivitis. Immunol Allergy Clin North Am,2008,28(1):83-103.

17. KATELARIS C H. Giant papillary conjunctivitis--a review. Acta ophthalmologicaScandinavica Supplement, 1999, (228): 17-20.

18. PALMISANO P C, EHLERS W H, DONSHIK P C. Causative factors in unilateral giant papillary conjunctivitis. The CLAO journal: official publication of the Contact Lens Association of Ophthalmologists, Inc, 1993, 19 (2): 103-107.

19. DONSHIK P C. Giant papillary conjunctivitis . Trans Am Ophthalmol Soc, 1994, 92: 687-744.

20. ASBELL P, HOWES J. A double-masked, placebo-controlled evaluation of the efficacy and safety of loteprednoletabonate in the treatment of giant papillary conjunctivitis. The CLAO journal: official publication of the Contact Lens Association of Ophthalmologists Inc, 1997, 23 (1): 31-36.

21. FRIEDLAENDER M H, HOWES J. A double-masked, placebo-controlled evaluation of the efficacy and safety of loteprednoletabonate in the treatment of giant papillary conjunctivitis. The LoteprednolEtabonate Giant Papillary Conjunctivitis Study Group I. American journal of ophthalmology, 1997, 123 (4): 455-464.

22. KYMIONIS G D, GOLDMAN D, IDE T, et al. Tacrolimus ointment 0.03% in the eye for treatment of giant papillary conjunctivitis. Cornea, 2008, 27 (2): 228-229.

附录 国内常用眼局部抗过敏性药物的用法用量

1. 双效作用的药物（抗组胺 / 稳定肥大细胞）

(1) 奥洛他定 Olopatadine 0.1% 滴眼液每次 1 滴，每日 2 次。

(2) 氮䓬斯汀 Azelastine 0.05% 滴眼液每次 1 滴，每日 2 次。

(3) 酮替芬 Ketotifen 0.05% 滴眼液每次 1 滴，每日 4 次。

2. 眼用抗组胺药

依美斯汀 Emedastine 0.05% 滴眼液每次 1 滴，每日 2 次，如需要可增加到每日 4 次。

3. 眼用肥大细胞稳定剂

(1) 吡嘧司特 Pemirolast 0.1% 滴眼液每次 1 滴，每 3~4 小时 1 次。

(2) 洛度沙胺 Lodoxamide 0.1% 滴眼液每次 1 滴，每日 4 次。

(3) 奈多罗米 Nedocromil 0.2% 滴眼液每次 1 滴，每日 2 次。

(4) 色甘酸钠 Cromolyn Sodium 2%、4% 滴眼液每次 1 滴，每日 4 次。

4. 眼用抗组胺药 / 血管收缩剂

萘甲唑林 / 非尼拉敏 Naphazoline/Pheniramine 0.025/0.3% 滴眼液每次 1 滴，每 3~4 小时 1 次，可根据病情酌情减量使用。

5. 眼用糖皮质激素

（1）地塞米松 Dexamethasone 0.1% 滴眼液，每次 1 滴，每日 3~5 次。

（2）地塞米松 Dexamethasone 0.1% 眼药膏，每晚 1 次。

（3）氟米龙 Fluorometholone 0.02%、0.1% 混悬液每次 1 滴，每日 3~5 次。

（4）氯替泼诺 Loteprodnol Etabonate 0.5% 滴眼液每次 1 滴，每日 4 次。

（5）泼尼松龙 Prednisolone 1% 滴眼液每次 1 滴，每日 3~5 次。

6. 眼用免疫抑制剂

（1）环孢素 A Cyclosporin A 0.5%、1% 滴眼液每次 1 滴，每日 4 次。

（2）FK506 0.02%、0.05%、0.1% 滴眼液每次 1 滴，每日 2 次。

7. 眼用非甾体抗炎药

（1）普拉洛芬 Pranoprofen 0.1% 滴眼液每次 1 滴，每日 4 次。

（2）双氯芬酸 Diclofenac 0.1% 滴眼液每次 1 滴，每日 4 次。

（3）酮咯酸 Ketorolac 0.5% 滴眼液每次 1 滴，每日 4 次。

（4）溴芬酸钠 Bromfenac Sodium 0.1% 滴眼液每次 1 滴，每日 2 次。

＊所有药物使用的注意事项请详见各产品说明书。

过敏性结膜炎(现也有称为眼表过敏症)是常见的眼表疾病之一。尽管目前我国尚缺乏其发病率的流行病学调查资料,但是,从发达国家的情况来看,随着社会生产力的迅速发展、人们生活与工作环境及方式的变化,过敏性结膜炎的发病率必然呈逐渐增高的趋势。

虽然,多数过敏性结膜炎病人的视功能并不会受到明显的影响,但是,在疾病的发作期间,病人的学习、生活与工作质量会有不同程度的下降,而且,当疾病反复发作时,病人心理也会或多或少地受到不良的影响,譬如,在过敏的好发季节,患儿上课时总不能精神集中听讲,由此常受到老师的批评和家长的指责,其情绪会发生改变等。

本书主编晏晓明教授和我都曾有过敏症,所以深知过敏之苦。记得我在农村当"知青"时,一轮到我去挖猪圈,只要干上 1 小时左右,便会四肢皮肤骤现大片荨麻疹,奇痒无比,心烦意乱,只有到"赤脚医生"那里输葡萄糖酸钙才能消退,有意思的是,由此我躲过了此项"苦活",但同时也背上了"怕脏怕累"的名声。

对于过敏性结膜炎这种常见、且又影响患者学习、生活与工作质量的疾病,目前,国内尚缺乏一本专著,对其病因、病理机理、临床诊断与治疗以及预防等进行系统的论述,因此,在人民卫生出版社眼表疾病临床系列立项的支持下,晏晓明教授和我合作编写了《过敏性结膜炎》一书,以期能够作为广大眼科医生系统性理论知识学习和临床规范化诊断与治疗的参考。

　　当此书付梓之际,莫名其妙的想起我博士毕业时,寻职到北大医院(即现在的北京大学第一医院)眼科,原以为是板上钉钉的事,最后,还是功亏一篑,此次能够与北大医院眼科晏晓明教授愉快合作编写出版此书,可能也是有丁点难解之缘的意味。

　　最后,承望同道对此著予以指正为盼!

孙旭光

2017 年 7 月 23 日　于北京

索引

52检